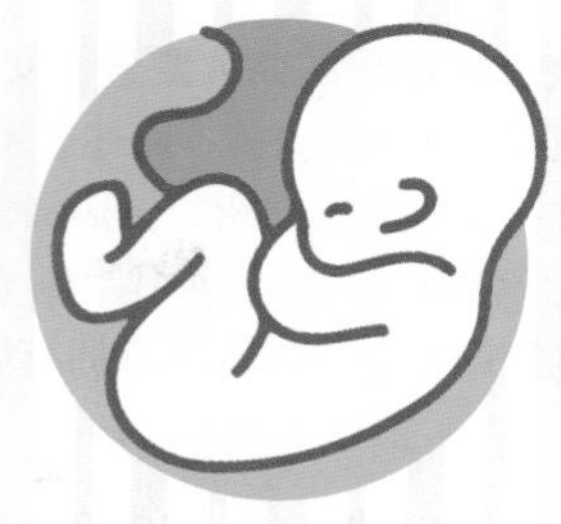

早点『育』见你

李媛 刘姗 马帅 主编

清华大学出版社
北京

内容简介

本书主要围绕影响怀孕的四大要素（女性排卵、输卵管通畅性、子宫内膜和男性精液情况）和生活方式，阐述了不孕症的相关病因及治疗方法。尤其对试管婴儿进行了详尽的介绍，包括试管婴儿适应证、流程、促排卵、取卵、移植、胚胎培养和相关手术风险等，为广大女性答疑解惑，帮助大家充分了解生殖健康的科普知识，早日拥有健康宝宝。

图书在版编目（CIP）数据

早点“育”见你 / 李媛，刘姗，马帅主编 . —北京：清华大学出版社，2020.6
ISBN 978-7-302-54910-9

Ⅰ. ①早… Ⅱ. ①李… ②刘… ③马… Ⅲ. ①泌尿生殖系统–内分泌病–诊疗
Ⅳ. ① R691

中国版本图书馆 CIP 数据核字（2020）第 024643 号

责任编辑：孙　宇
封面设计：吴　晋
责任校对：赵丽敏
责任印制：刘海龙

出版发行：清华大学出版社
网　　址：http://www.tup.com.cn，http://www.wqbook.com
地　　址：北京清华大学学研大厦 A 座　　**邮　　编**：100084
社 总 机：010-62770175　　**邮　　购**：010-62786544
投稿与读者服务：010-62776969，c-service@tup.tsinghua.edu.cn
质量反馈：010-62772015，zhiliang@tup.tsinghua.edu.cn
印 装 者：三河市龙大印装有限公司
经　　销：全国新华书店
开　　本：145mm×210mm　　**印　　张**：6.5　　**字　　数**：128 千字
版　　次：2020 年 8 月第 1 版　　**印　　次**：2020 年 8 月第 1 次印刷
定　　价：62.00 元

产品编号：083622-01

编委会

主　编　李　媛　刘　姗　马　帅

编　者（按姓氏拼音排序）

白雪燕　丁　灵　范倩文　郭聪颖

李　丽　李　玥　李欢欢　李玲秀

刘明慧　刘欣玉　柳学琴　吕雅素

万玉婷　王　晨　王海萍　王一丹

伍　宁　郑佳依　朱海燕

前　言

随着社会发展，女性生育年龄延迟、不良生活习惯养成、环境污染加重等诸多原因，导致全球不孕症发病率持续增长。本书主要目的是向育龄夫妇普及生育健康知识，让他（她）们知道如何高效怀孕。如今，包括试管婴儿和人工授精在内的人类辅助生殖技术应用越来越普遍，本书对试管婴儿等技术做了详细地介绍，让大家能够全面、深入地了解这项医疗技术，更好地配合医生，提高试管婴儿的成功率。

本书主要介绍了怀孕的过程、影响女性和男性生育的一些因素或疾病、不孕症的诊断和治疗等内容。其中，不孕症的治疗主要介绍了人工授精和试管婴儿技术，详细阐述了试管婴儿技术的流程、原理、并发症、促排卵过程、胚胎移植术及提高成功率的方法。本书主要以问答的形式解答了大家比较关注和感兴趣的问题。从怀孕的基本知识到影响怀孕的因素，再到试管婴儿技术的讲解，由浅入深，以通俗的语言来解答疑问,让读者能很好地理解相关内容，并结合自身情况进行判断。本书适用于有生育要求、被不孕症长期困扰、正在做试管婴儿治疗以及做试管婴儿治疗失败的夫妇阅读。

本书由北京朝阳医院生殖医学中心李媛教授带领团队撰写而成。我们衷心希望本书能为大家答疑解惑，能在漫漫求医路中为大家指明方向，少走弯路。在此，我们也衷心祝愿每个家庭都能拥有一个健康的宝宝。

由于篇幅有限，还有很多生殖健康科普小知识没收纳在册，我们仍在努力积攒中，希望将来能够再出版一册对其进行补充。由于编著者水平有限，书中难免有不妥之处，敬请专家学者和广大读者批评指正。

编者

2020 年 6 月

目　录

第一章　生殖的奥秘

一、精子为什么是现点现卖的？

对于男性而言，睾丸会持续而恒定地生产精子。从青春期开始，男孩体内的精原细胞开始踏入成长为精子的旅程。对于精子来说，从精原细胞发育开始至完全分化为精子为止，过程仅需 53 天。睾丸可以持续地提供精子，运输并储存于性生殖器官中，这种有效且持续的过程为男性提供了旺盛且持久的生殖能力。

精子诞生在男性的睾丸里，它的生长过程有点复杂。在睾丸的曲细精管里，精子的始祖——原始生殖细胞化身为精原细胞，精原细胞经过有丝分裂后成为初级精母细胞，一个初级精母细胞再经减数分裂，形成 4 个圆圆的精子细胞。

然而，此时的精子细胞还不能游过漫长的生殖道去寻找心仪的卵子。它在出征前还需要在附睾中经过一系列的变形，包括顶体帽形成、延长，精子核浓缩，以及精子尾或鞭毛形成等过程。精子形成的全过程见图 1-1。

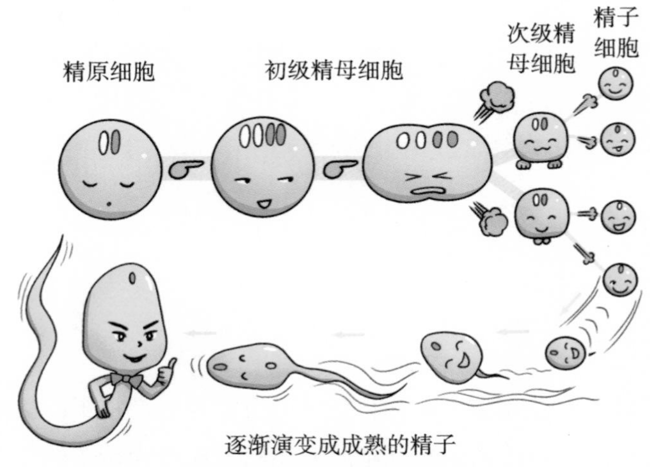

图 1-1　精子形成的全过程

二、卵子为什么是出厂标配的?

当女孩还是胎儿时，她们体内的卵原细胞就已经开始了成长为卵子的艰难旅程，变成了初级卵母细胞。但是这一旅程在出生后长达几十年里并没有继续向前走，而是被按下了暂停键，停在了这一时期。

十几年后，新生儿长成了亭亭玉立的女孩（青春期）后，初级卵母细胞才随着激素水平的变化，逐个恢复分裂的进程。初级卵母细胞住的小房子叫卵泡，卵泡不仅提供初级卵母细胞的住所，还要负责它的营养。当卵泡发育成成熟卵泡（图 1-2）后，会"嘭"地破开，把初级卵母细胞吐出来，这就是我们常说的"排卵"。而卵母细胞的最终分裂成熟其实是在受精后才会真正完成。

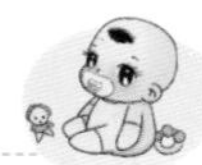

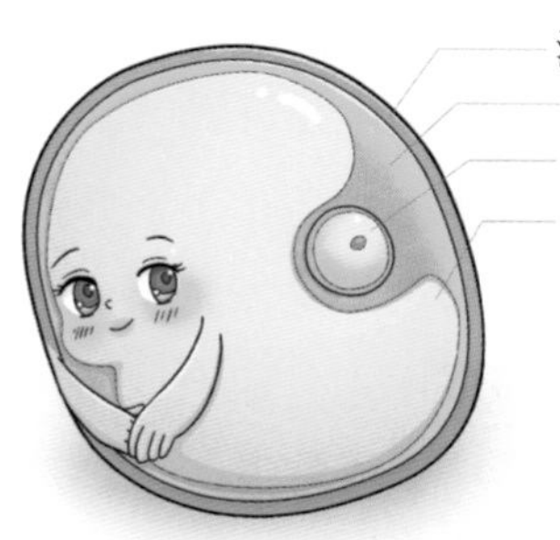

图 1-2　成熟的卵泡

因此，对于卵子而言，从卵原细胞发育开始到完全分化为卵子这一艰难的旅程，可能需要十几年，甚至五十几年。而且，并不是每个卵原细胞都有如此好运，能够发育成卵子。

当女孩还在妈妈肚子里时（胎儿期），卵原细胞是最多的，可以达到约 700 万个；女孩出生时（新生儿期），初级卵母细胞逐渐退化，剩下 200 万个左右；青春期后（育龄期），初级卵母细胞开始依次成熟，每月排出一个卵子。

总而言之，女性的卵子在胎儿期已经全部“配置”齐全，一生中，大概会有几百个成熟的卵子成功排出，而 99.9% 的卵母细胞则会在这个长达数十年的旅程中（育龄期）被淘汰。

三、为什么把输卵管比喻成鹊桥？

如果我们将卵子和精子比喻成织女和牛郎，输卵管则是他们的鹊桥。输卵管连接子宫，开口于卵巢，是一条位于盆腔内的管型通道。输卵管伞端能拾起从卵巢排出的卵子，即具有“拾卵”功能。输卵管管壁最里层有纤毛，能节律性地摆动，输卵管的肌层也能节律性收缩，故它能运输卵子和受精卵。生育是输卵管唯一的使命和责任。

输卵管的通畅性直接影响到卵子运输和卵子受精。如果输卵管堵塞或粘连，则育龄期妇女发生不孕的概率会大大增加。盆腔炎、盆腹腔结核或手术、流产、阑尾炎、输卵管妊娠史等都可能导致输卵管堵塞或粘连。

四、什么样的子宫内膜才是胚胎的温床?

卵子和精子结合并发育成胚胎，是生命的起源。而胚胎这颗种子只有在肥沃的土壤里才能生根发芽、茁壮成长。子宫内膜便是胚胎种植的温床。

子宫内膜分为基底层和功能层，其中功能层内有血管和腺体，是胚胎种植的地方，它随着卵巢周期发生周期性地剥脱，形成月经。

子宫内膜周期分为增殖期、分泌期和月经期。以月经周期为 28 天为例，增殖期指月经周期第 5 ~ 14 天，内膜的上皮、腺体、血管等都呈增殖变化。宫腔镜检查一般在月经完全干净后 2 ~ 7 天做，此时子宫内膜病理一般都提示为增殖期。子宫内膜在孕激素的作用下由增殖期变为分泌期，它与受精卵（胚胎）同步发育。分泌期为月经周期第 15 ~ 28 天，此时的子宫内膜在雌孕激素的作用下，腺体增长、弯曲，出现分泌现象，此时的内膜适合胚胎种植。月经期为月经周期第 1 ~ 4 天，也就是子宫内膜功能层脱落、出血，流出阴道形成月经。

排卵前，合适的子宫内膜厚度一般在 8 ~ 13mm，形态

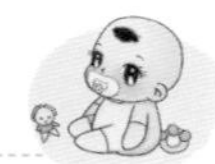

为 A 型。A 型子宫内膜在超声下呈三线型，外层和中央为强回声线，外层与宫腔中线之间为低回声区或暗区。如果子宫内膜出现病变，或子宫内膜发育与胚胎发育不同步，则会影响胚胎的种植。

五、滋养胚胎的阳光雨露有哪些?

胚胎种植后，身体的内环境也会影响到怀孕。首先，体内孕酮的分泌是否足够。怀孕早期，孕酮由黄体或妊娠黄体分泌，如果孕酮分泌不足，则无法维持胚胎的种植，可能出现不孕或胚胎停育等情况，此时应该及时补充外源性孕酮。

其次，身体的状态，包括心理状态和物理状态。紧张焦虑的情绪可能会影响卵子质量，进而影响怀孕。当身体存在代谢异常、内分泌异常、自身免疫性疾病及凝血功能异常等情况时，也不利于受孕和胚胎胎儿发育。出现这些情况时，要及时调整和治疗。有生育要求的夫妇应提前调整生活方式，让自己的身体处于一种平衡健康的状态，这样更容易受孕。

六、精子和卵子的爱情故事，你知道吗?

怀孕的过程，其实就是卵子和精子的“爱情故事”。

男主角精子有很多兄弟，但是它们却有一个共同的追求者——女主角卵子。精子从附睾家里出发，开始一场马拉松式的奔跑。在路途中，它的竞争者们有的体力不支，有的迷失方向，剩余的越来越少。它们越过崎岖的道路，最终来到卵子周围。此时，卵子虽然还在沉睡，但它散发出来的魅力深深吸引着最终到达目的地的追求者们。然而，考验仍在继续，卵子被一座名为“透明带”的城堡禁锢着，只有最终进入城堡的英雄才能将沉睡的“公主”吻醒。精子们使出浑身解数试图打开城堡的大门，在战斗中，不少精子阵亡，最终只有最强壮最有智慧的男主角精子成功突进城堡，吻醒了卵子。卵子苏醒了，与精子结合成一体，孕育了它们爱的结晶——受精卵。

受精卵从此开启了新的生活旅程，寻找理想中的家园。它越过输卵管内的“高山大海”，见过迷失的精子们，经历千辛万苦，逐渐成长，一个受精卵分裂成 2 个卵裂球，2 个分裂成 4 个，4 个分裂成 8 个……在不断地蜕变后成为胚胎，也终于找到了温馨的家园——子宫。于是它便在子宫内膜上扎根，子宫提供给它各种阳光雨露，让它越长越大，长成了胎儿。胎儿经历三百多个日夜的“修炼”，终于破茧而出。一场相遇、一场新生，一场轰轰烈烈的爱情故事和一场生生不息的生命征程就这样开始了。怀孕的过程见图 1-3。

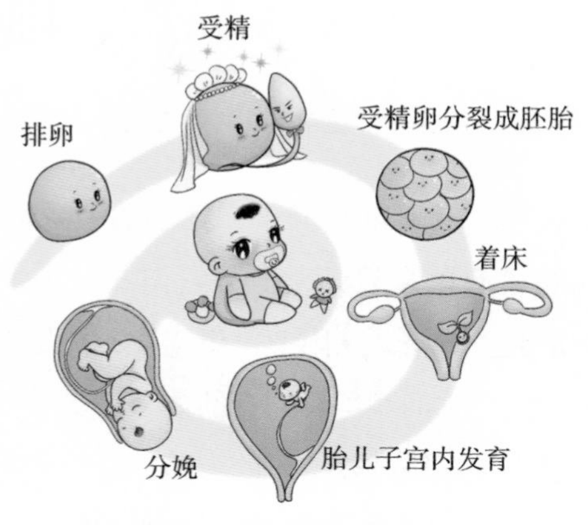

图 1-3　怀孕的过程

第二章　不孕症的概念、原因及影响因素

一、什么叫不孕症？

育龄夫妇有正常、规律的性生活至少一年，未采取任何避孕措施而未怀孕可定义为不孕症。不孕不育的发病率呈逐年上升趋势，当前，不孕症已成为一项世界性医学和社会问题，是 21 世纪危害人类生殖健康的重要疾病之一。

二、为什么会得不孕症？

造成女性不孕不育的病因很多且复杂，如图 2-1 所示主要包括以下几大类：

（一）年龄因素

年龄是影响女性生育力的重要因素。随着年龄的增长，卵子的数目减少和质量下降，卵子的受精能力和胚胎的植入能力下降，染色体异常的概率增加，使得成功受孕的概率逐年下降。研究表明，女性 35 岁以前，胚胎种植率、每胎活产率相对恒定，35 岁以后，二者均呈线性下降趋势。

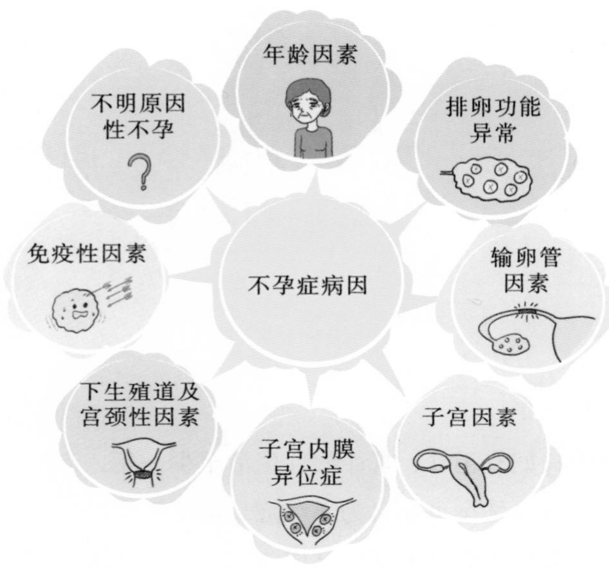

图 2-1　不孕症的原因

（二）排卵功能异常

月经周期不规律或闭经是排卵功能异常的常见表现，15% ~ 21% 的女性不孕患者为排卵障碍。正常排卵依赖于下丘脑—垂体—性腺轴相关激素间的动态平衡，因此排卵功能异常是以上系统功能异常的表现。常见排卵障碍疾病包括卵巢病变（如特纳综合征、单纯性腺发育不良、未破裂卵泡黄素化综合征）、垂体疾病（垂体肿瘤、席汉综合征）、下丘脑损伤、甲状腺或肾上腺功能亢进或低下和重症糖尿病等。临床最常见的排卵障碍疾病即多囊卵巢综合征（polycystic ovarian syndrome，PCOS），患者表现为稀发排卵或无排卵。此外，PCOS 患者异常的激素环境也会影响卵子质量及子宫内膜容受性。

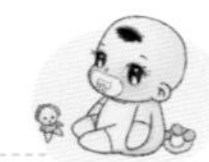

（三）输卵管因素

输卵管平滑肌的蠕动、上皮细胞纤毛的摆动及输卵管的通畅是自然受孕的必备条件。输卵管感染性和非感染性病因均可导致不孕，输卵管性不孕占不孕症的 20.0% ～ 32.8%。

（四）子宫因素

精子和卵子结合形成受精卵后，需要种植在子宫内膜上才能汲取营养继续发育成胚胎。因此，良好的子宫内膜是怀孕的必备条件，任何影响子宫内膜的因素均可能影响怀孕。子宫内膜息肉样增生、纵隔子宫、子宫肌瘤压迫子宫内膜、薄型子宫内膜及宫腔粘连，均可能影响胚胎着床。但并非所有患者都会不孕，如果有上述子宫结构问题，排除反复试孕失败的其他因素后，可进行宫腔镜检查，评估子宫内膜情况。

（五）子宫内膜异位症

子宫内膜异位症与不孕关系密切，30% ～ 58% 的不孕症患者合并有子宫内膜异位症。子宫内膜异位症可引起盆腔粘连、输卵管阻塞，或妨碍输卵管运送卵子、干扰卵巢内分泌功能和排卵，影响精卵结合及胚胎着床。重症子宫内膜异位症可致盆腔解剖结构异常，如输卵管粘连、阻塞等。并且，盆腔内微环境改变、免疫功能异常均会影响怀孕。子宫内膜异位症患者排卵障碍发病率为 17% ～ 27%。

（六）下生殖道及宫颈性因素

外阴和阴道发育异常及创伤和手术形成的瘢痕狭窄会影响精子上行与卵子结合，宫颈管的解剖结构及腺上皮的分泌功能异常会影响精子的存活、上游与储存而引起不孕。

（七）免疫性因素

在自然受孕的各个环节均存在复杂的免疫反应，神经内分泌系统和免疫系统通过肽类激素、神经递质和细胞因子的相互作用影响生殖内分泌并调节生育过程。诊断免疫性不孕首先要排除不孕症的其他已知因素，包括输卵管因素、内分泌因素以及遗传因素。

（八）其他因素

不明原因性不孕在不孕夫妇中发生率为 10% ~ 20%，诊断不明原因性不孕的前提条件是男方精液分析正常，女方有排卵，子宫腔正常，腹腔镜下双侧输卵管通畅。

三、什么人容易出现不孕不育?

怀孕的过程十分复杂，从精子、卵子生成，到精卵结合形成受精卵，再到受精卵着床发育成胚胎，任何一个环节发生异常都可能导致不孕不育。不孕症常见原因有：男性精液异常、高育龄、排卵功能异常、输卵管梗阻或粘连、子宫内膜病变、宫颈及免疫性因素等。结合以上原因，不孕症高危人群（图 2-2）常具备以下特征：

（一）女性高危人群

大于 35 岁（卵巢功能下降）；有过人工流产、药物流产、宫外孕、盆腹腔手术或炎症、结核病史（输卵管通而不畅）；不良生活嗜好，如吸烟、饮酒；从事某些职业，如长期高强度体力劳动，在高温、放射、含有有害物质的环境工作；患某些疾病，如多囊卵巢综合征、子宫内膜异位症、高泌乳素

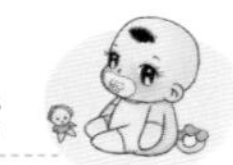

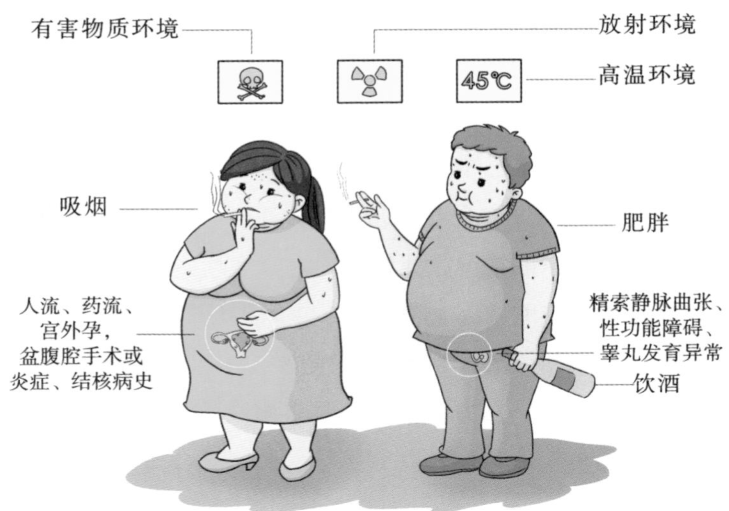

图 2-2　什么人容易出现不孕不育

血症、高雄激素血症、卵巢早衰等；肥胖者。

（二）男性高危人群

不良生活习惯，如吸烟、饮酒；高温工作人群；患有精索静脉曲张、性功能障碍、睾丸发育异常；幼年患腮腺炎或经常食用未处理或未达到安全食用标准的含有棉酚的棉籽油；肥胖者；家族有不孕不育遗传病史。

四、原来怀过孕，为什么现在怀不上了？

随着二胎政策的放开，身边的女性朋友们纷纷开始筹备二胎计划。她们或是深知自己作为独生子女的孤独，想给自己孩子留一个伴儿；或是怕随着孩子的长大离家，自己倍感孤独，想再生一个孩子陪伴自己；抑或是单纯地喜欢孩子，想再生一个孩子。于是她们下定了决心，做好了心理准备，开始迎接新生命的到来。

然而，孩子不是想要就能要的。哪怕以前生过一个宝宝，在孕育生命的路上已走过一回，不孕症还是有可能会降临的。而这种曾经孕育过一个宝宝，正常规律性生活至少一年，未避孕但还是不孕的情况，我们称之为继发性不孕。

继发性不孕的原因十分复杂，男女方因素均占很大比例。男方因素包括精液异常、副性腺感染、免疫学因素、性交及勃起功能障碍等；女方因素主要是有多次人工流产史、输卵管病变、卵巢功能障碍、盆腔感染、闭经、免疫性因素以及性传播疾病等。

多次人工流产是继发性不孕的高度危险因素，人工流产在继发性不孕患者中占 40%，与继发性不孕密切相关。多次人工流产容易引起宫颈和宫腔粘连、子宫内膜损伤、子宫内膜异位等，是近年来备受关注的继发性不孕症的原因。输卵管病变，如输卵管不通或通而不畅，大部分是由急性、慢性盆腔炎所致，也是女性继发性不孕的主要因素。另外，部分继发性不孕患者年龄偏大，卵巢功能欠佳，出现月经不调、卵泡发育不良和排卵障碍，也是继发性不孕的原因之一。

备战二胎一年未果的夫妻们应该及时到医院进行诊疗，明确病因。男方应该进行精液检查以排除男性不育，女方则应该到妇产科或生殖医学中心进行诊疗，包括详细的病史询问、体格检查、常规妇科检查、经阴道妇科 B 超检查、输卵管造影，以及阴道分泌物检查等。经上述检查仍原因不明者，

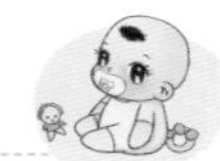

必要时进行腹腔镜检查。

明确病因后，进行针对性治疗去除病因，或者采用相应的辅助生殖技术，为自己的备战二胎之路铲除阻碍，助力前行。希望最终所有的爸爸妈妈，都能拥抱自己可爱的小天使。

五、年龄对女性的生育力有什么影响?

由于升学、深造、升职等原因，现代人普遍晚婚晚育。其实年龄是影响卵巢功能及精子质量最重要的因素，尤其是卵巢功能，受年龄影响很大，一般对于超过35岁的女性来说，试孕年限是半年，如果半年还没有成功受孕，建议您到正规医院就诊。

为了更具体地回答这个问题，我们检索了相关的文献。其中有一篇文章用非常详细的数据解释了年龄与生育力的关系（图2-3）。

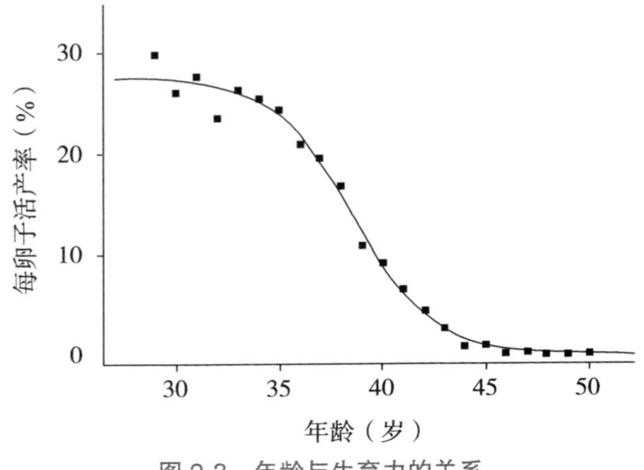

图2-3　年龄与生育力的关系

这是一个基于人群的大型回顾性研究。研究对象为自然周期单胚胎移植的不孕女性，排除了激素治疗以及未移植胚胎冷冻对统计数据的影响，以每卵子活产率（每个卵子获得一个活产婴儿的概率，计算方法为：每卵子活产率 = 活产婴儿数 ÷ 卵子数）作为观察指标，研究人类卵母细胞的内在生育力。共有 14 185 个自然周期的卵母细胞，获得 1913 例单胚胎移植活产婴儿。研究结果表明，每卵子活产率随年龄呈显著变化。卵母细胞的每卵子活产率在 34 岁之前变化很小，35 岁以下每卵子活产率为 26%。然而，随后陡峭（接近线性）损失开始，34 ~ 42 岁之间，每卵子活产率每年下降 10%，36 岁较之前下降 20%，42 岁较之前下降 90%，每卵子活产率仅为 4%，43 岁以后活产率更低，45 岁每卵子活产率仅为 3%，46 岁仅为 2%，47 岁甚至小于 1%。对于高龄女性，低活产率的主要原因是自然流产。有研究表明，35 岁之前的女性自然流产的风险为 2.1%，而 36 岁之后的女性则为 16.1%。

通过以上数据我们能够深刻体会到时光不待人，想要健康可爱的宝宝，要抓紧时间，追上时间的步伐。

六、肥胖如何影响女性的生育力？

社会越来越发达，生活越来越智能，肥胖人数每天都在增加，肥胖已成为全球流行性疾病，影响 6 亿多人口的健康。已知肥胖可增加多种慢性疾病（如心血管疾病、糖尿病等）及产科并发症（如妊娠期高血压疾病、妊娠期糖尿病、早产

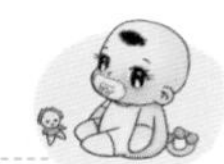

等）的发生率，且会降低男女双方的生育力。肥胖对女性生育力的影响包括三个方面：

（一）对神经内分泌系统的影响

肥胖女性血液循环中有高水平胰岛素，可以刺激卵巢产生更多的雄激素，这些雄激素在外周堆积的脂肪组织中高速芳香化为雌激素，从而对神经内分泌系统产生负反馈，导致月经异常和不排卵。

（二）对卵子及胚胎的影响

肥胖可以通过破坏卵母细胞微小结构的生理功能，从而产生不良影响。经常吃油腻食物，脂肪酸会在脂肪细胞中堆积，当脂肪细胞容纳不下这些脂肪后，脂肪便会堆积到其他器官里并发挥毒性作用，即脂毒性。胚胎也容易受这种脂毒性的影响。对于做试管婴儿治疗的女性，不饱和脂肪酸的水平也与妊娠率息息相关。

（三）对子宫内膜的影响

过量的游离脂肪酸可能对生殖器官产生毒性作用，导致细胞损伤和慢性低度炎症。肥胖影响女性子宫内膜的转化，从而影响子宫内膜接受胚胎种植的能力。肥胖女性内膜基因表达也发生改变，这些变化可能造成胚胎种植率下降、流产率增加。

七、哪些不健康的生活方式会影响生育力呢?

大家都知道，想成功怀孕并生出健康的宝宝，育龄夫妇都需要戒烟戒酒、规律饮食和运动，保持健康的生活方式。

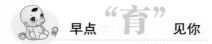

那么，不良的生活方式（图 2-4）对生育能力的影响有多大呢？

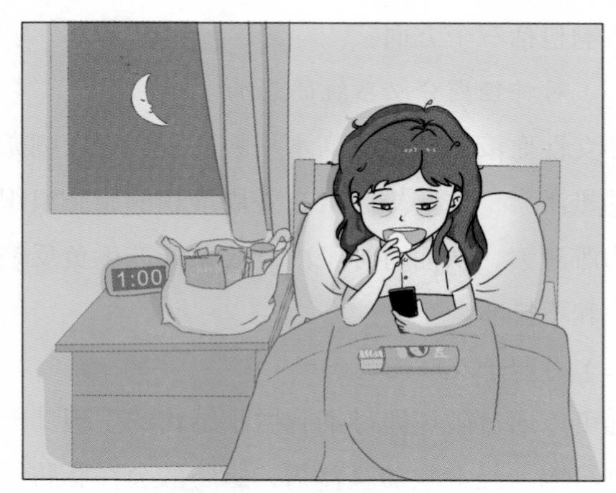

图 2-4　不良生活习惯

（一）生活习惯方面

1．吸烟　随着时代变迁，女性占吸烟群体的比重在悄然增长，吸烟对呼吸系统及心脑血管系统的危害是众所周知的，那么，吸烟是否会对女性的受孕能力产生影响呢？既往研究证实，烟草的烟雾成分可导致女性卵巢储备功能降低、生殖激素水平异常变化、盆腔炎性疾病的易感性增加等，女性吸烟者比不吸烟者的更年期提早 1 ~ 4 年。而吸烟对受孕能力是否有影响？是否随吸烟量及吸烟时间而改变？二手烟的吸入（被动吸烟）是否影响受孕能力？对这些问题尚未有一致意见。

研究者们对 5 000 多名 18 ~ 40 岁的丹麦女性进行了随访调查，这些女性有固定的男性伴侣，并准备怀孕；无任何医疗助孕。

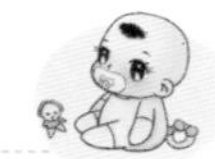

1）大量吸烟的女性与吸烟史≥ 10 年的女性较从不吸烟女性受孕能力明显下降。结果见表 2-1 和表 2-2。

表 2-1　主动吸烟对女性受孕能力的影响

每天吸烟量（支 / 天）	怀孕数	月经周期数	受孕指数
0	1 626	9 709	1.00
<1	153	826	1.07
1 ～ 4	49	313	0.94
5 ～ 9	87	675	0.80
10 ～ 19	132	1 026	0.81
≥ 20	20	160	0.76

注：受孕率 = 怀孕次数 ÷ 月经周期数，受孕指数 = 吸烟组受孕率 ÷ 不吸烟组受孕率，受孕指数大于 1 为受孕率提高，小于 1 为受孕率降低。

表 2-2　主动吸烟女性的吸烟年限与吸烟量对受孕能力的影响

吸烟年限（年）	吸烟量（支 / 天）	怀孕数	月经周期数	受孕指数
0	0	1 626	9 709	1.00
<10	1 ～ 4	20	116	0.99
	5 ～ 9	35	251	0.85
	≥ 10	44	376	0.73
≥ 10	1 ～ 4	29	197	0.90
	5 ～ 9	52	424	0.76
	≥ 10	108	810	0.83

2）既往有吸烟史的女性，若吸烟史≥ 10 年，不论其已经戒烟了多久，其受孕能力均下降。结果见表 2-3。

3）在不吸烟的女性中，被动吸烟的女性生殖能力略有下降。结果见表 2-4 和表 2-5。

表 2-3　有吸烟史但已经戒烟女性受孕能力的研究结果

戒断时间（年）	吸烟年限（支/天）	怀孕数	月经周期数	受孕指数
0	0	1 626	9 709	1.00
1	<10	53	256	0.86
	≥ 10	18	133	0.84
≥ 2	<10	299	1 554	1.08
	≥ 10	32	259	0.75

表 2-4　女性被动吸烟时长对受孕能力的影响

成人期被动吸烟（小时/天）	怀孕数	月经周期数	受孕指数
0	1 272	7 385	1.00
< 1	354	2 325	0.90
1 ~ 2	275	1 798	0.90
≥ 3	79	526	0.89

表 2-5　女性被动吸烟发育阶段与受孕能力的关系

被动吸烟年龄段	怀孕数	月经周期数	受孕指数
无	414	2 399	1.00
仅幼期	217	1 217	1.04
仅青春期	43	278	0.96
仅成人期	23	444	0.91
幼期和青春期	598	3 491	1.00
幼期和成人期	20	192	0.68
青春期和成人期	38	256	0.91
所有时期	223	1 432	0.93

从这个研究结果来看，我们还是不建议女性主动或被动吸烟。考虑到烟草的烟雾中含有 4 000 多种已知的化学毒素，

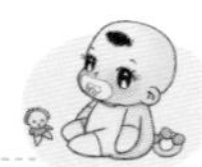

是多种疾病明确的致病因素，如有生育计划的夫妻需谨慎对待。

2．饮酒　众所周知，酗酒会导致不孕和胎儿畸形，但与饮酒的具体剂量的关系尚未研究清楚。酒精影响怀孕的机制可能是通过升高雌激素，减少卵泡刺激素（follicle stimulating hormone，FSH）分泌，继而影响卵泡生成，影响排卵；也可能是直接影响卵泡成熟，继而影响排卵、囊胚发育和胚胎的植入。酒精摄入量和进行不孕检查之间存在剂量效应关系，酒精摄入量越高的女性，怀孕的成功率越低。对于接受辅助生殖技术治疗的女性来说，夫妻双方饮酒均会影响生育能力，女性在接受辅助生殖技术治疗期间饮酒，获卵数会减少 13%。

3．缺乏锻炼　缺乏锻炼，发生肥胖、心脑血管疾病、高血压、糖尿病、骨质疏松等风险增加。有研究显示，适量的运动可能会改善排卵障碍，继而改善卵巢功能，提高怀孕的成功率。如果缺乏锻炼，体内脂肪堆积，将发生代谢异常和内分泌异常，会影响排卵和卵子质量。

（二）饮食方面

营养均衡、摄入能量适当，有助于预防肥胖、心脑血管疾病、糖尿病、骨质疏松和某些肿瘤。孕早期的胚胎易受外界影响，健康均衡的饮食结构有利于胎儿的成长。

1．咖啡因　咖啡因广泛存在于咖啡、茶等软饮料和巧克力等食物中。咖啡因会延长怀孕的时间，这可能与咖啡因影响黄体功能、提高早卵泡期雌激素水平有关。排除其他因素影响，咖啡因的摄入量高会减少怀孕概率，减少咖啡因摄入量的女性会比不限制摄入量的女性更易怀孕。同时，有研究显示，大量的咖啡因摄入可能会增加自然流产、低出生体重儿和死产的风险。对于接受辅助生殖技术治疗的女性来说，夫妻双方摄入咖啡因对取卵、受精、胚胎移植和妊娠率均没有影响，但会降低活产率。

2. 素食　长期素食，体内蛋白质和脂肪酸缺乏，将影响体内生殖激素合成，严重时可能会导致闭经。所以，饮食均衡很重要，要适当补充蛋白和油脂类食物，让身体处于一个平衡的状态。

3. 高糖高油饮食　长期高糖高油饮食，将引起肥胖、胰岛素抵抗、糖尿病、高脂血症等代谢疾病。这将导致排卵异常、内分泌失调，进而影响怀孕，而且怀孕后自然流产或胚胎停育风险增加，孕产期并发症发生风险也增加。

（三）环境污染

环境污染和职业暴露对健康与生育能力的影响是显而易见的，不同环境污染物对生育能力的影响不同。

1. 射线　大家最关心的可能是射线，男性和女性的生殖系统对射线均很敏感，生育能力是否受影响与射线的剂量、持续时间和放射剂量率相关。一般来说，X 片的辐射量较小，而 CT 的辐射量较大。

2. 农药和有机溶剂　接触农药和有机溶剂可能会导致男性弱精症，对于女性来说，则可能会增加自然流产的风险。新装修的房屋，空气中甲醛含量很高，甲醛也有一定的生殖毒性，并极易导致早孕期胎儿畸形，所以新装修的房屋要通

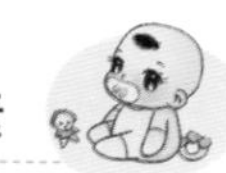

风数月后再生活或工作。一些污染物和化学物质对于生育能力的影响，可能暂时缺乏足够的证据，所以建议试孕的夫妻还是尽量少接触有可能有害的污染物。

3. 空气污染　大家第一感觉空气污染一定会影响到生育力，但是目前研究表明空气污染并不会影响卵子和精子质量。

（四）其他因素

1. 心理压力　心理压力主要来自工作或家庭，竞争压力过度、经济负担过重或人际关系过于紧张等情况下，容易产生心理压力。它可能通过自主神经系统、内分泌和免疫系统等多种途径来影响女性的生育能力。一项观察性研究对430位女性在每个月经周期的第21天进行心理测试，持续观察6个周期。结果发现，心理压力越大的女性，月经周期越长，怀孕的成功率越低。对于接受辅助生殖技术的女性来说，同样表现为心理压力的等级越高，试管婴儿成功率越低。在试管婴儿治疗周期中接受专业心理咨询和支持的夫妻，心理压力的评分会降低，并且妊娠率较对照组高，表明紧张焦虑的情绪会降低试管婴儿的受精率和活产率。在试管婴儿周期中，未孕的女性在取卵和胚胎移植时的肾上腺素水平比成功受孕的女性高。

2. 性生活不洁或宫腔操作的增加　由于很多人缺乏正确的避孕及生殖健康常识，导致人工流产等宫腔操作较过去明显增加，发生输卵管堵塞、盆腔炎症、子宫内膜炎等的风险大大增加，容易造成不孕不育。所以，在进行性生活时要注意卫生，在没有生育要求时，要注意做好避孕措施，确实要进行宫腔操作时要去专业正规的医疗机构，由具有资质的技术人员完成操作。

3．户外日晒时间减少　现在年轻人工作压力大，早出晚归，工作多在室内，户外日晒时间明显减少。长期接触不到阳光，缺乏紫外线的照射，人体合成的维生素D大大减少，绝大部分育龄期女性体内的维生素D水平都是低于正常范围的。研究发现，增加维生素D的摄入可以减少子宫内膜异位症和子宫肌瘤的发生、减轻原发性痛经并增加卵巢储备。维生素D缺乏的不孕女性，临床妊娠率显著低于维生素D水平正常的女性。

改善生活方式，对于普通人群来说，可以直接保障生殖健康，而对于需要接受辅助生殖技术治疗的人群来说，会间接地影响怀孕结局。大部分的生活方式影响因素是可以改善的，有生育要求的夫妇都应该努力改善自己的生活方式，通过专业医师的整体化的教育、支持和鼓励来进行适当的生活方式调整，以获得最好的怀孕结局并减少不必要的花费和治疗。

八、多囊卵巢综合征对女性生育力有什么影响?

（一）什么是多囊卵巢综合征?

多囊卵巢综合征（PCOS）是一种常见的妇科内分泌疾病，以持续无排卵或者少排卵、高雄激素表现或者卵巢多囊样改变为特征，常伴有胰岛素抵抗和肥胖。2017年相关调查表明，

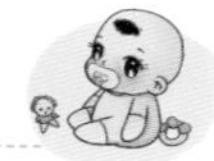

PCOS在中国女性中的发病率约5.6%，在月经不调和不孕患者中比例更高。

（二）怎么得上多囊卵巢综合征的？

PCOS病因至今尚未明确，可能与遗传基因和环境因素相关（图2-5）。

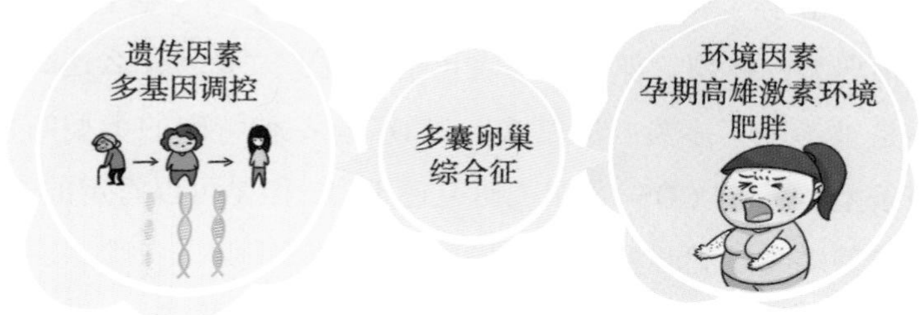

图2-5　多囊卵巢综合征的病因

（三）多囊卵巢综合征怎么诊断？什么情况下需要警惕可能有多囊卵巢综合征？

目前，PCOS普遍采用的诊断标准是2003年欧洲生殖和胚胎医学会与美国生殖医学会提出的《鹿特丹标准》，包括以下内容：

1. 稀发排卵或者无排卵　排卵障碍最常表现为月经失调，即月经稀发，月经周期可达35天，最长可达6个月，也可表现为经量过少、月经周期或者经量无规律性。如果女性在备孕，测基础体温也没有升高，经超声监测排卵提示，无优势卵泡发育及排卵迹象。

2. 高雄激素的临床表现和（或）高雄激素血症　多毛和痤疮是高雄激素最常见的表现，毛发旺盛，而且常在一些比较特殊的部位，比如阴毛、下腹部、上唇或者乳晕周围。痤疮常与皮肤多油伴随出现，因为雄激素过高会促进皮脂腺分泌旺盛。另外在皮肤褶皱部位皮肤颜色加深，称之为黑棘皮症。

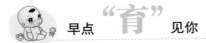

肥胖是 PCOS 一个非常重要的表现，而且这种肥胖通常为腹型肥胖（腰围 / 臀围 ≥ 0.8），腿细肚子大是 PCOS 患者很典型的体型。但有些患者可能会说：“我为什么这么瘦还是被诊断了多囊？”其实，PCOS 有一种特殊的类型叫作苗条型（Lean PCOS），相关研究还不多，但是可以肯定的是，苗条型多囊比肥胖型多囊结局更好。

3. 卵巢多囊样改变　超声提示一侧或者双侧卵巢 2 ~ 9mm 的小卵泡 ≥ 12 个和（或）卵巢体积 ≥ 10ml（图 2-6）。

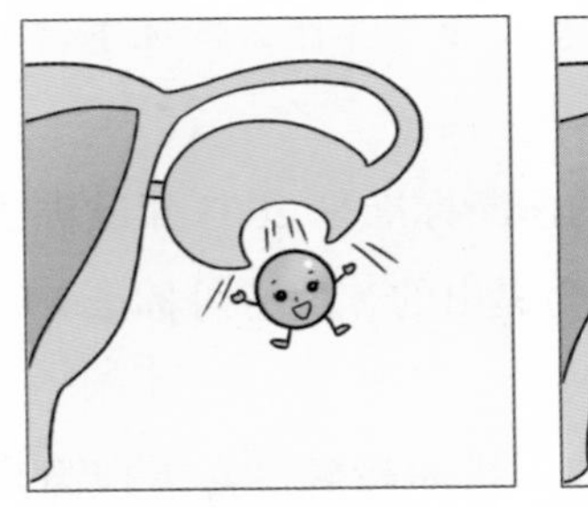
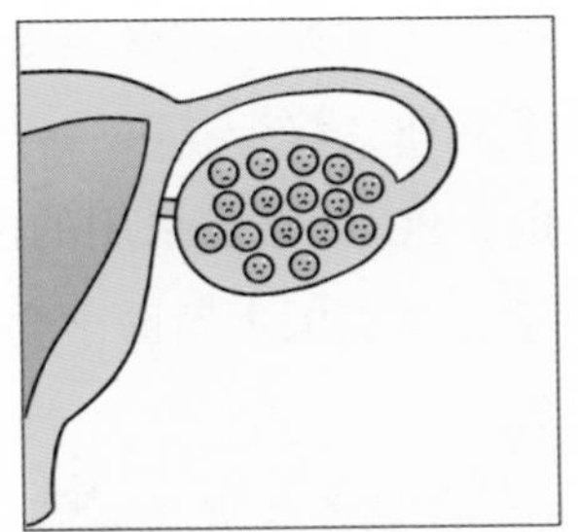

图 2-6　正常卵巢（左）和多囊卵巢（右）

以上 3 点只要符合 2 点，同时排除其他原因导致的高雄激素和排卵障碍的疾病，比如肾上腺增生、卵巢肿瘤、下丘脑性闭经、高泌乳素血症等，才可诊断。

（四）多囊卵巢综合征有什么危害？

PCOS 最常见的表现是月经失调，长期不来月经，子宫

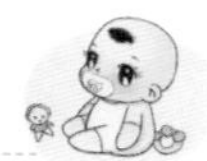

内膜长期不脱落可能会增加恶变的概率，因此 PCOS 患者相比非 PCOS 患者子宫内膜癌的发病率更高。

PCOS 还会影响代谢，降低胰岛素的敏感性，所以 PCOS 患者患糖尿病、肥胖伴随高血压、高血脂、脂肪肝等各种内科病的风险增加。

由于排卵障碍，PCOS 患者可能出现不孕，或一旦怀孕，孕期和围产期的各种风险，如妊娠期糖尿病、妊娠期高血压疾病、早产和新生儿窒息等的发生率都明显增加。

（五）PCOS 怎么治？可以治愈吗？

PCOS 是不可治愈的，只能通过调整生活方式和药物治疗来改善。PCOS 患者应该控制饮食（禁糖、少油）、增加运动、减体重、缩小腰围。一部分患者单纯通过减重和运动就可以恢复排卵及正常月经，另一部分患者则需在减重和运动的基础上，通过药物干预。如果您有怀孕的愿望，又很符合以上所说的各种表现，那么更应该系统诊治，在孕前调整身体到最好状态，减少孕产期合并症的发生，让您和宝宝都更加健康！

九、宫外孕对女性生育力有什么影响?

受精卵在子宫体腔以外的部位着床，称为异位妊娠，俗称宫外孕。其中 90% ~ 95% 的异位妊娠发生在输卵管，称输卵管妊娠，且又以壶腹部最常见（75% ~ 80%）。

（一）宫外孕的原因有哪些？

导致宫外孕的原因很多，大体分为以下几类：

1. 输卵管异常　慢性输卵管炎可致管腔皱褶粘连，管腔部分堵塞；阑尾炎、盆腔结核、腹膜炎及子宫内膜异位症可致输卵管周围粘连，导致管腔狭窄或蠕动异常。输卵管粘连分离术、再通术及伞端造口术等手术后的重新粘连或手术部位瘢痕狭窄，均可延迟或阻止受精卵进入宫腔，从而着床在输卵管而发生宫外孕。此外输卵管发育不良时，如输卵管过长过细、肌层发育差或出现畸形时，均可造成宫外孕。

2. 受精卵游走　卵子在一侧输卵管受精，经过宫腔进入对侧输卵管后种植，或游走于腹腔内被对侧输卵管拾捡，可能造成输卵管妊娠。

3. 避孕失败　使用宫内节育环或口服紧急避孕药避孕失败，发生输卵管妊娠概率比较大。

4. 其他　如内分泌异常、精神紧张、吸烟也可导致输卵管妊娠。

（二）宫外孕常见的症状

1. 长时间不来月经　输卵管壶腹部及峡部妊娠多有 6 ~ 8 周不来月经，间质部妊娠停经时间更长，但约 25% 患者无明显停经史。

2. 阴道出血　胚胎受损或死亡后，因血人绒毛膜促性腺素（HCG）下降，阴道会出现不规则出血，色一般暗红，量少，不超过月经量。少数患者阴道流血量较多，类似月经，阴道流血可伴有蜕膜碎片排出。

3. 腹痛　95% 以上输卵管妊娠女性因为腹部疼痛来医院就诊。输卵管妊娠未破裂时，增大的胚囊使输卵管膨胀，

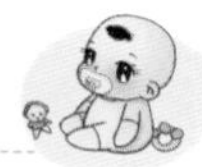

导致输卵管痉挛，出现下腹部一侧隐痛或胀痛。输卵管妊娠破裂时突然出现下腹部一侧撕裂样剧痛，疼痛为持续性或阵发性；血液积聚在直肠子宫陷凹而出现肛门坠胀感；出血多时可引起全腹疼痛。

4. 晕厥与休克　由于腹腔短时间内大量出血及剧烈腹痛，患者可能出现晕厥，严重时出现失血性休克。出血越多越快，症状也越迅速越严重，但与阴道流血量不成正比。

（三）如何治疗宫外孕？

宫外孕极易破裂流产，由于怀孕的位置不在子宫内，极有可能大出血危及妇女的性命。对自身状况一无所知的女性可能会突然出现面色苍白、血压下降等紧急情况，甚至引起休克。面对这种危险情况，应立即拨打120急救电话，准确地说明患者所在的位置和情况，等待医护人员的救治。对无内出血或仅有少量内出血、无休克、病情较轻的患者，也必须尽快诊治，积极采用药物治疗或手术治疗。

1. 药物治疗　治疗异位妊娠的药物以甲氨蝶呤（MTX）为首选。MTX可干扰DNA合成，使滋养细胞分裂受阻，胚胎发育停止而死亡。

2. 手术治疗　可采用腹腔镜或开腹方式行输卵管切除术或保守手术。

（四）宫外孕之后还能不能再正常怀孕？

每个患者病情不同，能否再孕还要看具体情况而定，只能说宫外孕治疗得越及时，对输卵管的伤害越小，患者再次正常怀孕的可能性就越大。如果一侧输卵管因治疗需要被切除，但另一侧输卵管的功能正常，虽然成功的概率可能会相对降低，但是还有机会再怀孕。如果双侧输卵管堵塞或者都被切除，那么下一步可能需要通过试管婴儿助孕了。

总之，在有生育要求之前，准妈妈们要充分做好孕前检查，尤其是排查阴道炎、盆腔炎等妇科炎症。如果输卵管有问题，要先治疗再怀孕，以免发生意外情况。怀孕之后要尽早去医院检查，在医生的监控和指导下科学怀孕，力保母子健康。

十、什么是卵巢早衰?

卵巢早衰是女性不孕的主要原因之一。说到卵巢早衰，大家并不陌生，一部分人会认为就是提前变老。随着生活压力的增加，卵巢早衰的发病率不断上升，20 岁以下发病率为 0.01%，20 ~ 30 岁为 0.1%，30 ~ 40 岁高达 1%，这一比例在城市女性中还有升高趋势。女性出生时体内卵子的数量就是一定的，最终可用的卵子为 400 ~ 500 枚。男性生育力下降则没有一个明确的年龄界限，40 岁以后男性精原干细胞还在持续更新，还可以持续产生精子。卵巢不仅是一个生殖器官，也是一个内分泌器官，对于女性的生长发育和身心健康是必不可少的，因此，正确了解自己的卵巢功能对女性非常重要。

（一）卵巢有什么用?

卵巢在脑垂体产生的卵泡刺激素和黄体生成素（luteinizing hormone，LH）的作用下，发生卵泡的生长、成

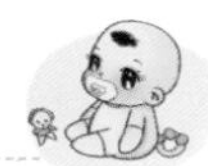

熟和排出，同时分泌雌激素和孕激素，作用于子宫内膜，使子宫内膜周期性脱落和生长，形成月经周期。正因为卵巢正常的工作，女性才散发着魅力，才有规律地排卵和规律的月经，才能成功地怀孕。

（二）什么是卵巢早衰？

卵巢早衰是指在 40 岁以前停经，同时伴随 FSH 的升高和雌激素的下降。

（三）为什么会发生卵巢早衰？

肿瘤的放疗或者化疗、手术切除卵巢、染色体或者基因异常、自身免疫相关疾病、糖尿病及甲状腺疾病等都可能造成卵巢早衰，大多数情况下原因不明。

（四）卵巢早衰有什么症状吗？

卵巢早衰又叫作提前绝经，所以，患者会出现一些围绝经期症状和月经失调。围绝经期症状主要包括：潮热、盗汗、心悸、注意力不集中、睡眠差、性欲降低、阴道干涩及性交痛等。

（五）如何诊断卵巢早衰？

卵巢早衰的患者由于没有卵泡发育，没有雌激素和孕激素的分泌，所以表现为停经或月经非常不规律。同时，垂体必须产生更多的 FSH 才能使卵泡发育，故 FSH 值会上升，而雌激素处于低水平。通过上述症状和体内性激素水平，基本可以明确诊断。

（六）卵巢早衰等于绝经吗？

中国女性绝经年龄一般在 50 岁左右，此时，卵巢里已经没有可利用卵泡了，而且这是不可逆的。而卵巢早衰患者年龄在40岁以下，其中极少女性的卵巢功能可间歇性恢复，甚至又开始来月经或者怀孕。所以，两者不能画等号。

（七）卵巢早衰对女性健康有什么影响?

雌激素对于女性来说是一种保护性激素，雌激素过低可能造成女性提前衰老，体型发生变化，出现骨质疏松、骨折，心血管疾病、高血压等慢性病发病率升高，同时情绪也可能出现较大起伏。

（八）卵巢早衰可治吗?

目前尚无较好的治疗卵巢早衰的方法，许多专家建议使用激素替代治疗以避免或减少上述不良影响。然而，国内许多人谈激素色变，仿佛使用了激素就会变胖、增加患癌症风险。事实并非如此，如同甲状腺功能减退患者体内缺乏甲状腺素，需要通过口服优甲乐补充一样，女性体内缺乏雌孕激素也需要通过外源性药物来补充，以便身体正常的工作。定期进行身体检查，在医生的专业指导下规范安全的使用激素是利大于弊的。

（九）如果出现卵巢早衰，还有怀孕的可能吗?

卵巢早衰的女性不是每个月都排卵，甚至一直不排卵。研究发现，大约5%的患者通过治疗可能恢复排卵并自然受孕，但是无法确定是哪一部分患者。对于没有任何卵巢功能的患者来说，可能只能选择赠卵试管婴儿治疗了，然而这仅限于已婚女性，而且这种机会非常少，可遇而不可求。

值得一提的是，干细胞技术的发展为卵巢早衰的患者带来了一丝希望。虽然目前这项技术仍在研究探索中，但它可

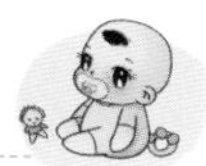

能为卵巢早衰患者卵巢功能的恢复提供了新的治疗方向。

十一、为什么输卵管不畅通是引起不孕的重要原因?

据统计，女性不孕症中有40%是由于输卵管因素所造成的。那么，为什么输卵管不通畅会成为不孕症的主要原因呢？这就需要先了解输卵管的结构和功能。

输卵管是女性内生殖器的组成部分，看上去像是一对细长而弯曲的管，内侧与子宫相连通，外端接近卵巢，全长8～15cm。根据形态和功能的不同，输卵管又分为4个部分：输卵管漏斗部、输卵管壶腹部、输卵管峡部和间质部（子宫部）。

知道了它的结构，大家就能明白，为什么说输卵管是孕育新生命的“必经之路”了。精子在进入宫腔后，需要从输卵管子宫这一侧的开口，进入输卵管中；卵子则是通过输卵管在卵巢附近的像雨伞一样的开口，通过输卵管的“抓取”，进入输卵管中。精子和卵子在输卵管中汇合，最终完成受精过程（图2-7）。而后，受精卵再通过输卵管内纤毛的摆动以及输卵管壁中的肌肉的蠕动作用，经过峡部和间质部，最终回到子宫腔内，找到合适的位置着床。

因此，输卵管就像精子和卵子的“鹊桥”，一旦中断，就会极大程度地降低精卵结合的概率。如果输卵管由于炎症、积水等原因存在通而不畅的情况，就相当于“鹊桥”的桥面太窄太难走，不但精子和卵子的相会变得困难，他们孕育出的受精卵回到宫腔的路途也会变得异常艰辛。这就是为什么

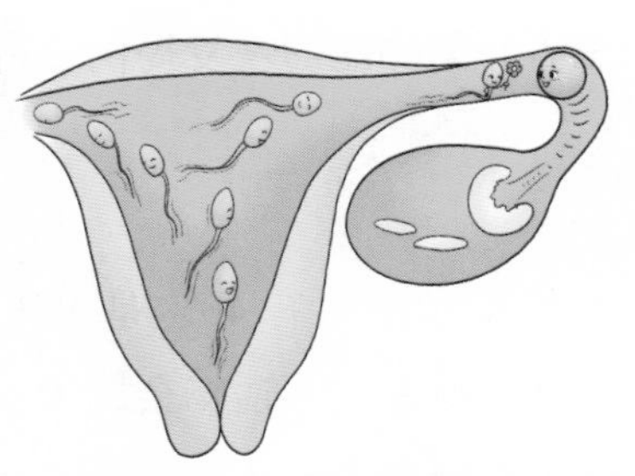

图 2-7 精子和卵子在输卵管相遇结合

输卵管对于成功孕育一个宝宝来说如此重要的原因。

十二、女性患上盆腔炎真的会影响生育吗?

(一)盆腔炎的症状有哪些?

女性盆腔炎包括急性盆腔炎和慢性盆腔炎，前者表现为发热、腹痛、阴道分泌物异常等。而慢性盆腔炎症状不明显，可能表现为腰骶部酸痛、下腹部隐痛、月经不规律、不孕，或没有症状。

(二)盆腔炎为什么会引起不孕?

不孕是盆腔炎的一种表现形式，也就是说盆腔炎会影响生育。

慢性盆腔炎往往是急性盆腔炎治疗不充分发生的一种迁延不愈的状态，盆腔组织在炎性细胞和炎症因子的作用下发生渗出、增生和粘连，这将引起输卵管粘连、堵塞、积水等。输卵管作为精子和卵子相遇和受精的场所，如果出现故障，精卵就无法完成受精，从而导致不孕。同时慢性子宫内膜炎作为盆腔炎的一部分，炎症细胞干扰胚胎在子宫内膜的着床，

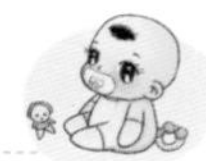

也将降低怀孕概率或导致不孕。

在询问病史时，我们常常问到患者朋友们是否做过盆腹腔手术、流产术或清宫术，是否有过结核病史或不洁性生活史等，因为这些因素都可能导致盆腔炎。如果有过这些手术史或病史，首先就需要考虑输卵管因素是否是导致女性不孕的主要因素，同时，也要排查子宫内膜炎。

（三）如何治疗盆腔炎引起的不孕?

慢性盆腔炎基本无法治愈，就如同慢性咽炎和慢性鼻炎一般。输卵管是否受到盆腔炎的影响，我们一般通过输卵管造影来判断。盆腔粘连严重时，输卵管往往表现为双侧梗阻、积水、造影剂弥散少而局限，有时甚至无法通过手术恢复输卵管的正常解剖位置和形态，如患者有生育要求，只能通过试管婴儿来解决。是否存在慢性子宫内膜炎，我们一般通过宫腔镜检查、子宫内膜病理和免疫指标 CD38 和 CD138 的结果综合判断。在确诊子宫内膜炎后，将联合药物、理疗、针灸等进行综合治疗。

十三、女性出现排卵障碍的原因有哪些?

排卵障碍是导致女性不孕症的主要原因之一，主要涉及两个方面：一是由于卵泡发育成熟障碍；二是由于卵泡排卵的障碍。有多种原因可引起卵巢不能正常排卵，如 PCOS、高泌乳素血症、卵巢早衰、卵巢囊肿剥除术后、生殖轴功能异常等，最常见的是前三种。

（一）多囊卵巢综合征

PCOS 以高雄激素血症、卵巢多囊样改变、慢性无排卵或稀发排卵为主要特征。PCOS 患者卵巢的卵泡选择障碍，LH 升高，FSH 正常或降低，而 LH 与 FSH 的分泌异常及缺乏月经周期中的 LH 峰值可导致卵泡不发育和排卵障碍。

（二）高泌乳素血症

正常情况下泌乳素呈昼夜节律性脉冲式释放，对乳腺正常发育、泌乳和卵巢功能起重要调节作用。其分泌受诸多因素的影响，如身体创伤、超负荷体力劳动、乳头刺激及吸吮等其他应激情况；黄体酮、地塞米松等药物可使之分泌增加；此外垂体腺瘤、甲状腺功能减退、肾衰竭等也会引起泌乳素分泌增高。升高的泌乳素水平可抑制垂体促性腺激素的正常分泌，影响卵泡正常发育、排卵功能和胚胎种植，还会降低卵巢对促性腺激素的应激能力，减少雌、孕激素的合成而导致排卵障碍。

（三）卵巢早衰

卵巢早衰现指 40 岁之前出现闭经且伴有低雌激素和高促性腺激素导致卵泡的发育异常。近年研究发现，卵巢早衰的发病率逐渐升高且呈低龄化的趋势，社会心理因素与卵巢早衰、卵巢储备功能的下降有密切关系。据流行病学调查统计，40 岁前女性卵巢早衰的发生率为 1% ~ 3%，而 30 岁前的发生率为 0.1%。

（四）其他因素

此外，内分泌因素也影响排卵，常见的原因包括下丘脑

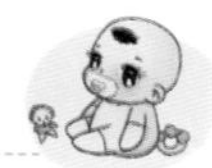

发育不成熟，使下丘脑—垂体—卵巢轴调节紊乱，表现为月经失调、闭经；垂体肿瘤引起卵巢功能失调致不孕；内分泌代谢方面的疾病，如甲状腺功能亢进或低下、肾上腺皮质功能亢进或低下、糖尿病等也可影响卵巢功能。

十四、子宫内膜异位症会导致不孕吗？

（一）什么是子宫内膜异位症？

具有生长功能的子宫内膜组织（腺体和间质）出现在宫腔被黏膜覆盖以外的部位时称为子宫内膜异位症（endometriosis，EMT），简称内异症（图 2-8）。发病率占育龄妇女的 10% ~ 15%，占痛经妇女的 40% ~ 60%。在不孕患者中，30% 合并 EMT，而 EMT 患者中，不孕症的发病率为 40% ~ 60%。

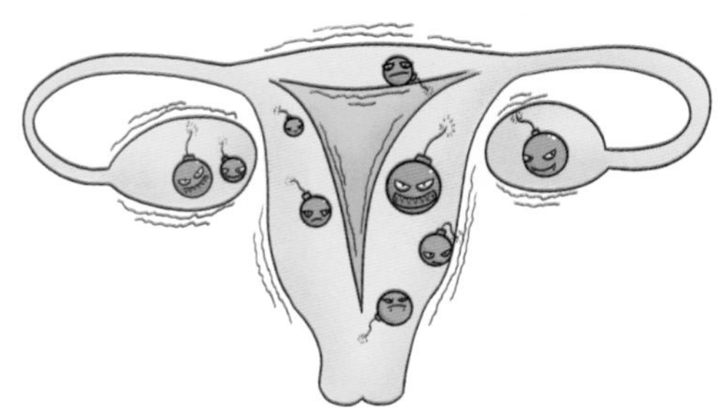

图 2-8　子宫内膜异位症

（二）子宫内膜异位症有什么症状？

以痛经、慢性盆腔痛和不孕为主要表现。

1. 痛经　痛经是最常见而突出的症状，通常不是从月经初潮就开始痛经，而是从某一次月经开始疼痛，之后就经常痛经了。多在月经前 1 ~ 2 天开始，经期的第 1 ~ 2 天症状加重，月经干净后疼痛逐渐缓解。随着局部病变的加重，疼痛会加剧。但是需要注意，疼痛的程度与病灶的大小不成正比。

2. 慢性盆腔痛　常常表现为性交痛、大便痛、腰骶部酸胀及盆腔脏器功能异常。

3. 不孕　异位的子宫内膜作为异物，会引起大量的巨噬细胞的聚集，这种巨噬细胞会干扰卵巢的分泌和排卵功能，导致多种卵巢功能异常，如黄体功能不全，孕激素不足以维持怀孕；未破卵泡黄素化综合征（luteinized unruptured follicle syndrome，LUFS），卵泡不破形成黄素化囊肿等。另外 EMT 会引起盆腔组织和器官广泛粘连，输卵管僵直，从而影响卵母细胞的拾捡和受精卵的输送。

（三）EMT 合并不孕的患者应该怎么做？

1. 对于内异症合并不孕的女性，首先按照不孕的诊疗路径进行全面的不孕症检查，排除其他不孕因素。

2. 单纯药物治疗对自然怀孕无效，不要盲目依靠药物治疗。

3. 腹腔镜是首选的手术治疗方式。手术需要评估内异症的严重程度及预后，并给予生育指导。

4. 年轻的（＜ 35 岁）轻中度内异症患者，术后 6 个月可期待自然怀孕，并需要接受生育指导；有高危因素的女性（年龄在 35 岁以上、不孕年限超过 3 年，尤其是原发性不孕者；重度内异症、盆腔粘连、病灶切除不彻底者；输卵管不

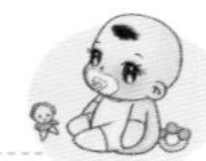

通者），应积极行辅助生殖技术助孕。

5. 复发型内异症或卵巢储备功能下降者，建议首选辅助生殖技术治疗。

十五、维生素 D 与不孕症也有关系吗？

（一）维生素 D 简介

维生素 D 为固醇类衍生物，有抗佝偻病作用，又称抗佝偻病维生素。早在 1824 年，就有人发现鱼肝油在治疗佝偻病中具有重要作用。1913 年，美国科学家 Elmer McCollum 和 Marguerite Davis 在鱼肝油里发现了一种物质，误认为是“维生素 A”。1921 年 Elmer McCollum 破坏掉鱼肝油中的“维生素 A”后再做同样的实验，结果未发生改变，说明抗佝偻病并非维生素 A 所为。于是，他将这类物质命名为“维生素 D”，即第四种维生素。1930 年 Gottingen 大学的 Windaus 教授首先确定了维生素 D 的化学结构。但当时人们还不知道，这种维生素和其他维生素不同，因为只要有紫外线，人体自身就可以合成。维生素 D 缺乏会影响钙的吸收，导致少儿佝偻病和成年人的软骨病。随着科学技术的发展，越来越多的研究发现，心脏病、肺病、癌症、糖尿病、高血压、精神分裂症和多发性硬化等疾病的发生都与维生素 D 缺乏密切相关，那么，“我需要补充维生素 D 吗？”“它和生育能力有相关性吗？”相信这些问题的答案都是每一个备孕的准妈妈最想知道的。

（二）维生素D与生育力

动物实验研究发现，补充维生素D可以改善大鼠模型中的子宫内膜异位症，增加维生素D摄入量可降低子宫内膜异位的风险。此外，补充维生素D也可以减轻原发性痛经、减少子宫平滑肌瘤、提高女性的卵巢储备。在过去几年中研究发现，在进行体外受精–胚胎移植（IVF-ET）的不孕患者中，具有足够的维生素D水平（＞30ng/ml）的妇女有更好的妊娠结局，这主要是由于维生素D对子宫内膜的影响。一项随机对照试验发现，接受人工授精治疗的PCOS患者中，摄入维生素D后患者子宫内膜厚度增加。此外，维生素D补充有助于改善PCOS女性的血脂情况。

为了研究维生素D水平是否可以预测不孕女性IVF-ET后的胚胎种植率和临床妊娠率，Garbedian等进行了前瞻性对照研究，对美国某生殖中心173名接受IVF-ET的患者测定取卵前一周维生素D水平，将其分为维生素D充足（≥75nmol/L，约30ng/ml）或缺乏（＜75nmol/L）两组，比较两组之间的人口统计学和IVF参数，主要观察的结局是临床妊娠（胚胎移植后4～5周，超声见宫内妊娠囊）。结果发现，在研究对象中，有54.9%的研究对象维生素D缺乏；维生素D充足的女性的临床妊娠率（52.5%）显著高于维生素D缺乏的女性临床妊娠率（34.7%）。调整年龄、体重指数等因素后，结果提示，血清维生素D水平可能是临床妊娠的预测因子，具有足够水平的维生素D的妇女在IVF后更有可能实现临床妊娠。因此，维生素D补充可以成为提

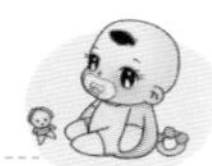

高妊娠率的一个简便易行而且便宜的方法。建议备孕女性多晒晒太阳！

十六、自然流产的原因有哪些？

自然流产是指在怀孕不足28周、胎儿体重不足1 000g时，由自然因素（非人工因素）引起的妊娠终止。发生在孕12周前者（孕周＜12周），称为早期流产；而发生在12周或之后者（12周≤孕周＜28周），称为晚期流产。

自然流产的发生率约为15%，其中80%为早期流产，自然流产对女性的身心造成严重伤害。流产的夫妇们在伤痛之余，更想知道是什么原因导致了这次流产。那么，自然流产有哪些原因呢？

（一）胚胎因素

染色体异常是早期流产最常见的病因，占50%～60%。染色体异常包括数目异常和结构异常。13、18、21-三体为常见的数目异常，其次为X单体。结构异常，如染色体平衡易位、倒位、缺失及嵌合体也可引起自然流产。

（二）母体因素

1. 母体患病　严重感染、高热、严重贫血、慢性消耗性疾病、慢性肝肾疾病或高血压全身性疾病，可导致流产。孕妇感染弓形虫、风疹病毒、巨细胞病毒，可感染胎儿导致流产。

2. 生殖器官异常　子宫畸形、黏膜下子宫肌瘤、子宫腺肌瘤、宫腔粘连等，均可影响胚胎着床发育导致流产。宫颈机能不全可引发胎膜早破，发生晚期自然流产。

3. 生殖器官炎症　如阴道炎、宫颈炎、子宫内膜炎、盆腔炎性疾病等。

4. 内分泌异常　母体黄体功能不全、高催乳素血症、多囊卵巢综合征、甲状腺功能减退、血糖控制不良等也可能引起流产。

5. 强烈应激　孕期遭受严重的躯体刺激（如手术、直接撞击腹部、性交过频）或心理过度紧张、焦虑、恐惧、忧伤等，精神创伤、不良刺激也可导致流产。

6. 不良习惯　孕妇过量吸烟、酗酒、过量饮咖啡、吸食毒品海洛因等，均有可能导致流产。

7. 免疫功能异常　如抗磷脂抗体阳性、抗糖蛋白抗体阳性，临床上仅表现为流产，甚至反复流产；少数流产也发生于抗核抗体阳性、抗甲状腺抗体阳性的孕妇。

（三）父亲因素

父亲染色体异常或精子DNA碎片指数高也可导致流产。

（四）环境因素

过多接触放射线、铅、甲醛、苯等化学物质，均可引起流产。

自然流产的原因广泛，涉及遗传、感染、生殖器官异常、内分泌、免疫等多方面因素，若您在备孕中或既往有自然流产史，有以上病因，应积极到医院寻求医生帮助，尽早解除病因，成功孕育健康宝宝。

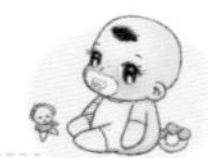

十七、多次人工流产会导致不孕不育吗?

人工流产手术是避孕失败的一项补救措施，也是终止非意愿怀孕的主要手段。人工流产手术是一种创伤性手术，通过负压吸引配合刮宫完成。手术器械的操作可能会造成子宫内膜的损伤，多次人工流产会给子宫内膜造成不可逆地损伤，如子宫壁变薄、子宫穿孔、术后出血感染、宫腔粘连等并发症，部分患者还会因流产手术处理不当，如吸宫不全而需要再次进行清宫手术，这些均会给女性的生殖能力等带来严重影响，且损伤难以修复。据权威文献报道，多次人工流产、刮宫所致的宫腔粘连发生率高达 25% ~ 30%，已经成为月经量减少、闭经、继发不孕的主要原因。宫腔发生粘连后，子宫内膜受到破坏，不能在卵巢激素影响下发生周期性变化，出现闭经；粘连的宫腔阻断了精子到输卵管的通道以致不能形成受精卵，即使形成了受精卵，粘连的宫腔也使受精卵失去了着床和发育的场所。目前针对重度宫腔粘连尚无有效的治疗方法恢复生育功能和月经生理；宫腔镜宫腔粘连分离术后再粘连率高达 62.5%，怀孕成功率仅为 22.5% ~ 33.3%。

在正常情况下，子宫颈管的黏液隔绝阴道和子宫腔，使宫腔保持无菌状态。人工流产术可能会干扰阴道和子宫颈，操作过程中一旦发生组织创伤，原来在宫颈管黏膜及阴道壁表面的需氧菌中的条件致病菌迅速繁殖，形成缺氧状态，厌氧菌随之增殖，引起宫腔内感染及输卵管炎，进而使单侧或双侧输卵管管腔狭窄或梗阻，使得输卵管不通，妨碍精子或卵子的运行，造成不孕。即使在输卵管通畅的情况下，也可能因与周围粘连，引起输卵管蠕动功能紊乱，不能将受精卵运输至宫腔而引起宫外孕。

因此，有生育要求的女性应当尽量避免行人工流产术，及时治疗生殖道炎症，注意性生活卫生，为将来怀孕做好准备！

十八、子宫内膜薄要怎么改善？

子宫内膜是胚胎种植和发育的土壤，在怀孕过程中起着重要作用，不少女性在门诊监测排卵时会问：“内膜要达到多厚才可以？”“为什么我的内膜这么薄？”“喝豆浆，吃黑豆能让内膜长起来吗？”

在正常情况下，随着卵泡的发育，雌激素的升高，子宫内膜增厚。而一部分女性的子宫内膜始终很薄，在卵泡发育甚至是外用药物的情况下均不能让子宫内膜增厚。究竟子宫内膜多薄才算薄？有人说子宫内膜厚度达不到5mm，有人说6mm，大部分观点倾向于低于7mm，如果要说最适合怀孕的子宫内膜厚度，一般认为8 ~ 14mm比较合适。那么，子宫内膜薄究竟是什么原因造成的？原因主要包括：手术操作、放疗、感染、先天发育异常、原因不明等（图2-9）。

内膜太薄的后果就是月经少了，颜色不正常了，怀孕也难了。目前针对薄型子宫内膜临床上比较可靠的治疗手段包括药物治疗和手术治疗。药物治疗包括大剂量雌激素、药物宫腔内灌注、维生素E、西地那非阴道给药和阿司匹林等；

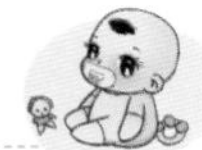

手术治疗主要指宫腔镜手术（图 2-10）。

总之，薄型子宫内膜的诊断和治疗一直是一个难点，但是不要绝望，因为即使是厚度小于 5mm 的内膜也有成功怀

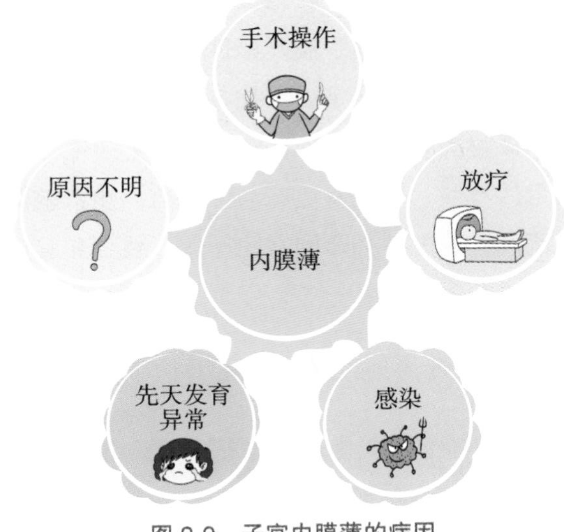

图 2-9　子宫内膜薄的病因

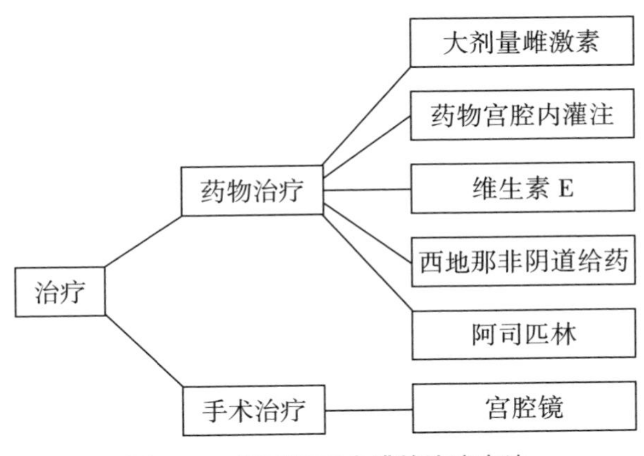

图 2-10　薄型子宫内膜的治疗方法

孕并分娩的案例报道。还有一些新的治疗方法，比如说骨髓干细胞移植，也许以后会应用于临床。然而，以上所述的治疗方法也并不是对每一个人都有效，食疗比如整天喝豆浆也并未证实有明显的作用。宫腔镜检查是必需的，但现阶段还缺乏有效的内膜功能检测手段及评价指标。所以一旦发现子宫内膜薄，正确的方法不是去寻找各种偏方，而是针对不同的病因来积极解决问题。另外，在平时的生活中，一定要保持良好的生活习惯，尽量避免不洁性生活，注意避孕，避免反复多次流产，减少不必要的宫腔操作，减少和避免出现薄型子宫内膜的发生。

十九、子宫畸形还能自然怀孕吗?

（一）正常子宫的发育和形态

女性子宫一般在胚胎第 8 ~ 16 周形成，经过副中肾管发育、融合、腔化、纵隔吸收等复杂过程，任何阶段发育受阻均可导致子宫畸形。正常子宫呈前后略扁的倒梨形，长 7 ~ 8cm，宽 4 ~ 5cm，厚 2 ~ 3cm，子宫腔呈上宽下窄的倒三角形，容量约 5ml。

（二）畸形子宫的分类和对怀孕的影响

畸形子宫除子宫形态异常外，常存在子宫内膜发育不良、血管分布异常，这可能影响胚胎着床，导致不孕；子宫、宫颈肌层薄弱，易合并宫颈机能不全，导致流产、胎膜早破、早产等。由于子宫形成、发育过程复杂，故子宫畸形分为多种，如图 2-11 所示，其对怀孕的影响不可一概而论，不同

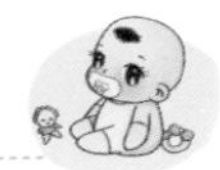

类别的子宫畸形对怀孕及怀孕结局可造成不同程度的影响，处理措施也不尽相同。

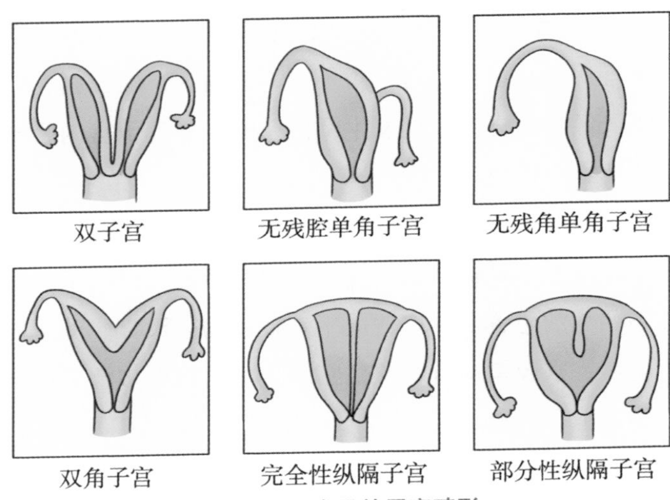

图 2-11　常见的子宫畸形

1．先天性无子宫或子宫发育不全　此类患者通常缺少有功能的子宫内膜，不能怀孕。

2．弓形子宫（鞍状子宫）、双子宫、双角子宫　弓形子宫、双子宫宫腔形态相对完整，通常不会影响怀孕。对于双角子宫如果胚胎种植于子宫角，容易造成流产或子宫破裂。

3．纵隔子宫　子宫畸形最常见的一种，子宫纵隔除影响宫腔形态外，其被覆的子宫内膜结构不同于正常内膜组织，从而影响胚胎着床，且易导致反复流产、早产、胎膜早破等。

4．单角子宫　单角子宫神经、血管分布异常，子宫内膜血流供应不足、发育不良，可能影响胚胎着床；子宫肌层发育不良、宫腔形态受限，怀孕后并发症较正常子宫增加，容易导致胎儿宫内生长受限、早产、分娩时子宫收缩乏力、子宫破裂等。

5. 残角子宫　单角子宫常合并残角子宫，残角子宫如果内膜有功能，但宫腔与单角子宫不相通者，内膜剥脱后的经血无法经阴道排出，可发生经血逆流，导致子宫内膜异位症，从而影响怀孕。

子宫畸形一定程度上会影响怀孕，但多数患者可自然怀孕。子宫畸形不是辅助生殖技术的应用指征，对于子宫畸形合并不孕症的患者可采取辅助生殖技术助孕治疗。助孕前需完善超声、宫腔镜检查，评估宫腔大小，根据病情考虑是否有必要进行子宫整形手术。

二十、子宫位置影响怀孕吗?

根据子宫体与身体纵轴的相对位置关系，可以将子宫的位置分为前位、中位和后位。最常见的子宫位置是前位，子宫前位时，宫颈的位置靠后，仰卧时，阴道最低点为后穹隆，精液会积聚在阴道后穹隆的位置，宫颈口位置靠后有利于精子进入宫腔。

也有部分女性的子宫先天是后位，后位子宫的宫颈相对靠前，精子进入宫腔可能较前位子宫会相对困难一些。但是在排卵期时，宫颈黏液的分泌达到高峰，且拉丝度可达10cm，可以帮助精子游进宫颈和宫腔内。因此如果没有合并其他妇科疾病，有正常的排卵、输卵管通畅、子宫内膜正常，单纯的后位子宫并不会对受孕造成太大的影响，更不会导致

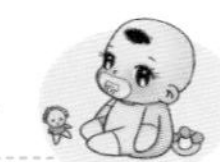

不孕。

但有些患者的子宫后位并不是先天的，而是因为某些疾病造成的，如子宫内膜异位症、盆腔炎性疾病等，可以造成盆腔的严重粘连，使子宫被牵拉造成位置的偏移。此时导致不孕的原因多是盆腔的炎症及粘连，导致排卵障碍、输卵管不通，以及子宫内膜炎导致子宫内膜的容受性下降，子宫位置偏移只是其中一种临床表现，而不是导致不孕的根本原因。因此，单纯的后位子宫无须担心会影响怀孕，但如果试孕超过一年以上仍未孕，需要到生殖中心就诊，检查是否有其他影响怀孕的因素。

还有一类子宫位置异常是子宫脱垂，是指子宫沿着阴道向下移位，并可根据脱出的程度分为Ⅰ度、Ⅱ度、Ⅲ度，但是子宫脱垂多见于多次分娩损伤、营养不良和过度体力劳动的妇女，先天性子宫脱垂很少见。子宫脱垂直接影响女性的生活质量，无论有无生育要求，都应积极治疗。

二十一、子宫肌瘤会影响怀孕吗?

很多育龄女性会在体检时发现子宫肌瘤，其中有很多人会因此如临大敌、提心吊胆。很多女性急匆匆地拿着报告到医院求助医生：“医生，我体检时突然查出有子宫肌瘤，怎么办？一定要手术切除吗？”其实，子宫肌瘤并没有我们想象中那么可怕，也并不是所有子宫肌瘤都非切不可。人们对于子宫肌瘤的恐惧大多来自对它没有很充分的认识，那么就让我们来详细了解一下吧。

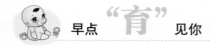

（一）什么是子宫肌瘤？

子宫肌瘤是由子宫肌层的平滑肌细胞增生形成的良性肿瘤（图 2-12），是女性最常见的盆腔肿瘤，多发生于 30 ~ 50 岁妇女。有资料显示，在 35 岁以上妇女中，每 4 ~ 5 人就有 1 人患有子宫肌瘤，只不过有些人症状不明显，没有被诊断出来而已。大约在 80% 手术切除的子宫标本病理检查中可观察到肌瘤。所以，发现自己子宫上长了肌瘤，是比较常见的现象，不用过度恐慌。

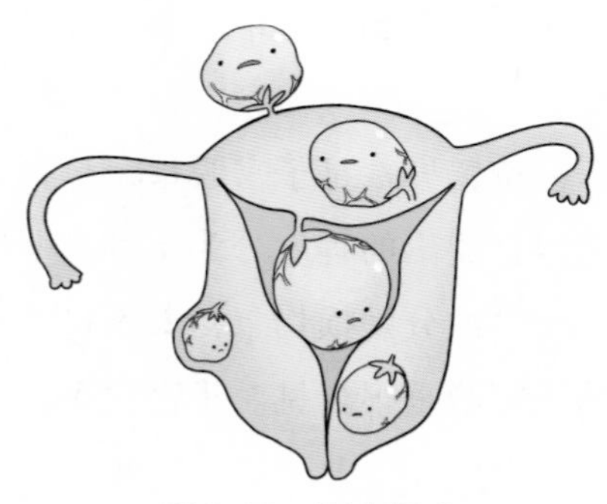

图 2-12　子宫肌瘤

（二）为什么会长子宫肌瘤？

目前病因尚未明确，但一般认为与女性体内的雌激素水平升高或者紊乱有关。雌激素和孕激素可促进肌瘤细胞分裂、刺激肌瘤生长。除此之外，月经初潮过早、高血压、肥胖、大量食用牛羊肉、饮酒等可能会增加子宫肌瘤的患病风险。

（三）长了子宫肌瘤会有什么症状呢？

是否会有症状以及出现什么样的症状，主要取决于肌瘤的位置、大小和数目。大多数肌瘤较小且多无明显症状，仅

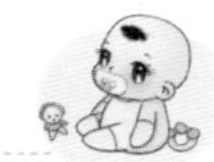

在体检时偶然发现。最常见的症状表现为月经的变化。患子宫肌瘤的女性中，大约有 1/4 会因为肌瘤而影响子宫收缩、子宫内膜面积增大，月经量增多或者经期延长，同时可能伴有痛经。若子宫肌瘤过大，还可能压迫膀胱或直肠，出现尿频、尿急、排尿困难、排便困难、腹痛等不适。

（四）子宫肌瘤会影响怀孕吗？对做试管婴儿有没有影响？

据统计，只有 1% ~ 2% 的不孕病例是由子宫肌瘤导致的，具体机制可能是黏膜下肌瘤阻碍受精卵着床，导致不孕或自然流产。在接受试管婴儿治疗的患者中，子宫肌瘤同样常见。有研究结果表明，2 个或更多的子宫肌瘤会明显影响试管婴儿的成功率。直径超过 3cm 的黏膜下子宫肌瘤，会显著干扰着床。但在临床中，实际情况会因人而异，是否会影响怀孕，不能单纯地通过子宫肌瘤的数量和大小来判断。

（五）想要怀孕，又得了子宫肌瘤，怎么办？

这个问题要根据患者的症状，子宫肌瘤的位置、大小以及是否影响到怀孕来判断。对于有怀孕需求的女性朋友来说，如果查出患有子宫肌瘤，但没有症状，最好不要推迟怀孕。因为随着年龄的增长，生育力也会下降；如果已有怀孕计划，不建议做预防性肌瘤切除术。如果子宫肌瘤为浆膜下肌瘤或者肌壁间肌瘤，且直径在 5cm 以下，没有症状的情况下，一般不需要特殊治疗，只需定期复查。如果是黏膜下肌瘤，影响到了子宫内膜从而影响到怀孕的情况，应切除该子宫肌瘤，以提高胚胎种植率及临床妊娠率。

二十二、男性年龄对后代健康有什么影响?

母亲年龄对后代健康的影响已经有大量研究，流行病学研究显示，母亲年龄对后代健康的各方面都有潜在的影响，并且作为围产期结局的重要预测因子。父亲年龄对后代健康的影响很少被提及。传统的生物学角度认为，父亲在生殖过程中贡献精子，不受年龄的影响。这一观点被JamesCrow修正，他指出生殖细胞突变随年龄呈非线性增长，这种非线性增长也许可以说明处于什么年龄阶段为生殖意义上的男性高龄。目前，对男性生育高龄仍没有统一的标准，大多数研究认为男性40岁以上为生育高龄，但是从35岁开始，有不可忽略的生育风险。

男性年龄与胎儿存活率：随着男性年龄的增加，女方自然流产率明显上升。最近的一项研究对100万新生儿进行分析，校正母亲年龄之后，父亲年龄＞40岁的后代死产风险显著增高。父亲年龄40岁和50岁的后代死产风险分别是32岁时的1.23倍和1.36倍。

男性高龄与后代患病率：父亲高龄，后代发生一般出生缺陷（如先天性唇腭裂，先天性髋关节脱位，心室和房间隔缺损和动脉导管未闭等）的比例有一定升高，且更容易患罕见综合征，如软骨发育不良、成骨不全、马方综合征等，其中一些疾病是由于某些基因突变导致的，而这些基因突变与父亲高龄有显著的关系。此外，高龄男性精子的表观遗传相关基因可能发生改变，可能使子代患精神分裂症、孤独症；

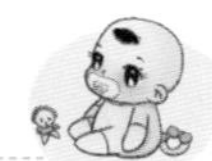

甚至儿童恶性肿瘤等疾病发生率增高。

综上所述，高龄男性与高龄女性一样，随年龄增加，后代健康风险也增加。

二十三、吸烟对精子有害吗?

吸烟作为一项不健康的生活习惯，不仅可诱发肺癌、导致心血管疾病，还可导致人类生育能力降低。香烟中含有尼古丁、一氧化碳、镉等有害物质，不仅可影响男性睾丸生殖细胞，抑制性激素分泌和杀伤精子，而且极易对睾丸正常的生精过程造成干扰，导致精液质量的下降，进而造成精子致孕力降低（图 2-13）。

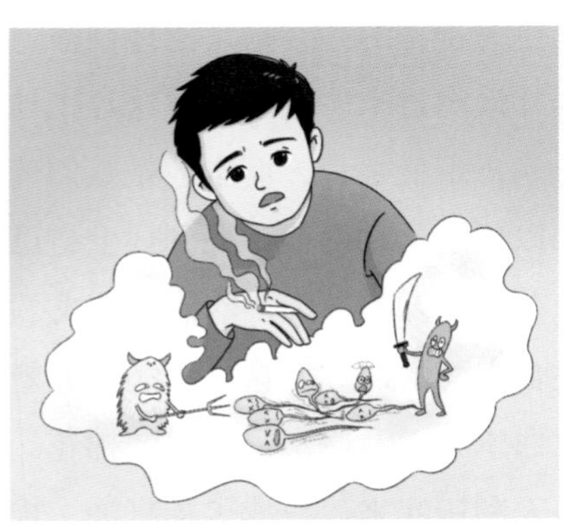

图 2-13　吸烟对精子有害

对精子而言，DNA 的完整性不仅保证了遗传信息的完整性，同时也对精子细胞的结构和形态有着重要的影响。研究表明，烟草浓聚物及其代谢产物中富含诱基因突变和诱癌物质，一方面造成精子 DNA 合成受阻或产生突变，另一方面还可引发 DNA 双链断裂和通过再修复损伤等机制，导致精子细胞 DNA 的损伤。

大量研究已经证实，吸烟可引起男性精液质量下降，且随着吸烟时间的延长及日吸烟量的增加，精液质量下降更为显著。所以劝告广大吸烟男士，为了您和家人健康，更为了自己的后代健康，请扔掉手里的香烟。

二十四、棉籽油会造成男性不育吗?

20 世纪 50 年代，我国一些产棉区广泛存在一种怪病——“热烧病”，生病的人常感到浑身发热，像被火烧一样，并且表现为日渐消瘦、无力。接着，人们还发现许多患病的夫妇无法生育。更为奇特的是，这块土地像被诅咒一样，不管是本地的还是外地嫁过来的姑娘们在这片土地上就有极大概率患上这种疾病，不能生育，而本地姑娘们离开这里，嫁到外地大多就可以摆脱这种命运，顺利怀上自己的宝宝。这种诅咒一直笼罩在当地人的心头，给他们造成了极大的痛苦。

最终经过多方面的研究，这一疾病的罪魁祸首——“棉籽油”终于大白于天下。原来当地盛产棉花，棉花脱去的棉花籽也被当地人利用起来，榨成了棉籽油。棉籽油几乎占据了当地人的食用油市场，经检测，未经精制的棉籽油中均含有棉酚。对于男性来说，即使小剂量的棉酚也可能抑制其生殖上皮细胞，导致睾丸萎缩、生精功能障碍，长时间食用还有可能造成不可逆的不育。对于女性来说，棉酚也会对卵巢功能及子宫内膜产生不良影响，甚至可能诱发闭经。而棉籽

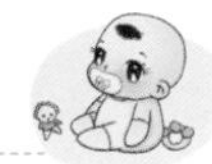

油确实具有独特的优势，它是一种非常优秀的天然食用油，含有大量不饱和脂肪酸和维生素 E，具有较好的营养价值，是高质量的食用油。其中，亚油酸的含量可超过 50%，是所有食用油中最高的。

棉籽油的精制引起了许多食物工程学家的重视，目前棉籽油的精制方法已经基本成熟，符合国家食用油安全标准的棉籽油中棉酚的含量极低，对于人体来说还是十分安全的。但长期食用未经处理或未达到国家食用油安全标准的棉籽油确实会导致不孕不育。

二十五、听说腮腺炎会影响生育力，是真的吗?

乍一听，腮腺炎和生育力好像风马牛不相及啊？这两者之间真的会有关系吗？答案是肯定的，说到二者的联系，就要先说一说腮腺炎的罪魁祸首——腮腺炎病毒。

腮腺炎分为细菌性腮腺炎和病毒性腮腺炎。其中，病毒性腮腺炎也称为流行性腮腺炎，就是由腮腺炎病毒引起的，人类是其唯一自然宿主。其特征为腮腺的非化脓性肿胀，并可侵犯各种腺组织或神经系统及肝、肾、心、关节等几乎所有器官，常可引起脑膜脑炎、睾丸炎、卵巢炎、胰腺炎等并发症。具体过程是：病毒先是感染了上呼吸道黏膜并在其上皮内进行复制，然后，复制好的病毒被释放入血液中，形成病毒血症，定位于腮腺小管内皮，引发了腮腺炎。最后，病毒继续复制增殖入血形成第二次病毒血症，感染睾丸等其他器官。

所以，腮腺炎是可以诱发腮腺炎性睾丸炎的，在青春期及成年男性中十分常见。虽然腮腺炎性睾丸炎具有自限性，但其对睾丸组织的破坏是不可逆的。患者早期会出现睾丸疼痛、肿胀、阴囊皮肤发红、皮温升高，急性期过后有30% ~ 50% 的患者出现睾丸萎缩。这其中，约 13% 的患者表现出生育能力下降，30% ~ 87% 双侧腮腺炎性睾丸炎患者表现为男性不育，在一定程度上降低了男性的生殖功能，严重时将导致无精症。

所以，腮腺炎性睾丸炎与男性生殖功能密切相关。但是，目前并没有针对性的有效保护生育力的方法。有很多患者在急性期经过积极治疗后，仍然会出现生精功能障碍。所以，早期发现、早期干预是十分必要的。对于幼年儿童一旦确诊感染腮腺炎病毒，应随时监测睾丸质地、体积变化，在睾丸发生病变的初期及时给予相应的对症处理。

二十六、男性无精子症是怎么回事？

（一）小蝌蚪的生成

精子是由睾丸精曲小管内生精细胞生成的。正常睾丸生成精子依赖于睾酮，黄体生成素（LH）促进睾丸间质组织中的间质细胞生成睾酮，促卵泡素（FSH）促进睾丸间质细胞生成 LH 受体，增强 LH 的作用。精子的生成需要 70 天，睾丸内的精子几乎没有活动性，不具备受精能力。睾丸内精子经附睾达到射精管内，通过附睾时，精子进一步成熟和发育，并获得运动能力。精子从睾丸到达射精管内需要 12 ~ 21 天

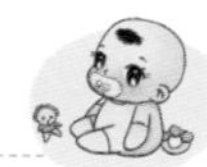

的时间。

（二）无精子症的定义

对于3次或3次以上精液离心（WHO推荐转速3 000r/min，离心15分钟）后镜检未发现精子，同时排除不射精和逆行射精等，即诊断为无精子症。

（三）无精子症的原因

造成无精子症的原因主要为缺乏促性腺激素的刺激作用、生精功能障碍或生殖道梗阻。在进行病因分析时，除询问病史、体格检查、精液分析以及性激素检测外，应将生殖系统超声及染色体检测列为常规检测项目。

1. 先天性因素　无睾症；睾丸下降不良（隐睾症）；基因异常［染色体核型异常包括Klinefelter综合征（先天性曲细精管发育不全综合征）、男性XX综合征、Y染色体微缺失、其他基因突变等］；生殖细胞发育不良（唯支持细胞综合征等）；内分泌异常［HH症、Kallman综合征（特发性低促性腺激素性性腺功能减退，伴有嗅觉缺失或减退）］；输精管道发育异常。

2. 获得性因素　创伤；睾丸扭转；生殖道感染（附睾炎、睾丸炎、附睾结核、生殖道梗阻等）；睾丸肿瘤；外源性因素（药物、毒素、长期服用不符合食品卫生标准的棉籽油、放射线、热损伤等）；慢性系统性疾病（肝硬化、肾衰竭等）；精索静脉曲张；医源性损伤（输精管结扎术后，其他引起睾丸血供损伤或生殖管道梗阻的外科手术等）。

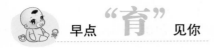

3. 特发性因素　即原因不明。

（四）无精子症的分类

从无精子症的精确诊断与治疗选择角度，将无精子症分为以下三类：

1. 梗阻性无精子症（obstructive azoospermia，OA）　临床表现为睾丸有正常生精功能，但由于双侧输精管道梗阻，导致精液或射精后的尿液中未见精子或生精细胞（图 2-14）。睾丸体积和血清 FSH 水平基本正常。生殖系统超声检查可发现梗阻征象。重点要明确梗阻部位、程度、范围，梗阻时间，以及梗阻原因等，从而选择合适的治疗方式。

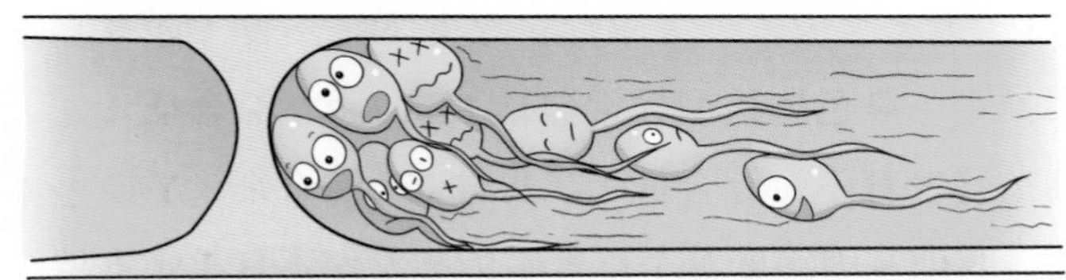

图 2-14　梗阻性无精子症

2. 非梗阻性无精子症（non-obstructive azoospermia，NOA）　包括各种原因所致的生精功能改变或生精功能衰竭。临床诊断时生殖系统超声检查没有发现明显梗阻征象，患者睾丸体积往往较小（< 10ml），血清 FSH 水平根据不同情况可表现为减低、正常或升高（可高于正常上限 2 倍以上）。这类患者的睾丸不能产生精子或只产生极少量精子，导致精液中无法找到精子。通常由先天或后天因素导致。

3. 混合型无精子症　对于具有一侧或双侧睾丸容积较小、质地软，血清 FSH 水平升高，以及存在其他生精功能

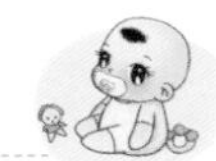

障碍的表现，同时又存在梗阻性因素的患者，无法根据一般检测区分OA或是NOA。这部分患者可能同时存在睾丸生精功能障碍以及部分输精管道梗阻，分型为混合型无精子症。

二十七、男性患者FSH增高的原因有哪些？

在男性中，LH刺激睾丸间质细胞（Leydig细胞）产生睾酮。FSH刺激睾丸生长，并通过支持细胞（Sertoli细胞）增强雄激素结合蛋白的产生。雄激素结合蛋白可以在精子附近引起高浓度的睾酮，这是正常精子发育过程中的一个重要影响因素。因此，精子的成熟需要FSH和LH。

临床治疗中，在检查男性患者的激素六项时，最常见的一种异常情况是男性高FSH的表现。这类患者往往伴有精液检查的异常。那么，引起FSH增高的主要原因有哪些呢？高FSH的原因可以是先天性或后天性的，简单地总结如下。

（一）先天性原因

FSH增高主要由于基因突变、染色体异常、隐睾、睾丸支持细胞特异性缺乏等因素引起的。可通过染色体检查、体检、男科B超、睾丸穿刺等手段，查明原因。

（二）后天性原因

有的男性有过小孩，甚至几年前精液检查是正常的，但在近期的多次检查中出现精液异常的情况，导致这种情况的后天性因素有：

1．感染　最常见的是腮腺炎睾丸炎。男性患腮腺炎睾丸炎时生精小管往往受到严重的影响，经常导致不育，特别是双侧睾丸受累。Leydig 细胞也可能被损伤，导致具有高 FSH 和高 LH 且睾酮产生减少。

2. 辐射　主要损害生精小管或卵巢。损伤程度与辐射暴露的水平成正比。

3. 抗肿瘤药　环磷酰胺、苯丁酸氮芥、顺铂或卡铂可以通过破坏生精小管减少精子数量。

4. 化学品　二溴二氯丙烷等化学品可降低精子发生。

5. 糖皮质激素　可通过抑制垂体和睾丸导致性腺功能减退。

6. 酮康唑　一种抑制睾酮生物合成的抗真菌药物。

7. 苏拉明　一种可以阻断 Leydig 细胞睾酮合成的抗寄生虫药物。

8. 创伤　严重创伤可以损伤生精小管和 Leydig 细胞。

9. 睾丸扭转　扭转超过 8 小时可能导致精子计数低。即使扭转仅涉及 1 只睾丸，两只睾丸也可能被损坏，其机制未知。

10. 慢性系统性疾病　肝硬化、慢性肾功能衰竭和 AIDS 可能导致原发性和继发性性腺功能减退。

11. 手术　男性双侧股动脉吻合术可能导致睾丸血液供应减少，主要影响生精小管。

12. 特发性　许多男性和女性的原发性性腺功能减退症患有特发性疾病，其原因尚未被发现，可能是自身免疫原因。

13. 性腺腺瘤　最常见的是垂体巨腺瘤。通常不引起可识别的临床内分泌综合征，表现为视神经损伤、头痛和由于

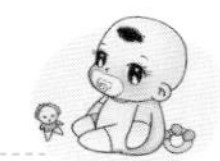

巨腺瘤压迫非腺瘤性垂体细胞而引起的垂体激素缺乏。性腺腺瘤自身可以过度分泌 FSH 和 LH。

以上因素都会导致男性生育能力的改变，先天性因素可以在医师的指导下进行检查，加以明确；后天性因素需要防患于未然，如若发生，需要咨询生殖医师进行治疗。

二十八、维生素 D 与男性生殖有关吗?

维生素 D 是一种多功能的信号分子，除影响骨骼、钙和磷的代谢外，男性生殖系统也是维生素 D 的多个靶器官之一。下面我们来讨论维生素 D 的代谢对男性生殖能力、精子生成、性激素生成和睾丸生殖细胞癌的影响。

（一）维生素 D 与男性生殖器官

成为维生素 D 的靶器官的先决条件之一是表达维生素 D 受体（VDR）。靶细胞对维生素 D 的反应性不仅取决于维生素 D 水平，还和细胞内含有的维生素 D 代谢相关的酶有关。男性生殖器官很多细胞均表达促使维生素 D 新陈代谢的 VDR 和酶。

在生殖能力正常与低生育力的男性中，VDR 和酶的表达水平明显不同，涉及精子数量、浓度、活力和形态等各方面。精子质量差的男性，其血清 25-OH-VD 水平低于正常男性，生殖器官相关酶的表达也明显减少。

（二）维生素 D 与生殖激素

睾酮，即雄激素，由睾丸间质细胞生成，主要作用是促进男性第一性征和第二性征形成，睾丸中睾酮的浓度比血清中要高 100 倍。在维生素 D 抵抗与不抵抗的青春期和青年男性中，血清睾酮和 LH 水平没有明显差异。但是，对于＞60 岁的老年男性，血清维生素 D 水平与睾酮水平有正相关性，并且血清睾酮水平的季节性波动与维生素 D 的季节性波动相一致。维生素 D 对于青年男性和老年男性的影响存在差异，也许和性激素结合蛋白的水平不同有关。

睾酮是合成雌激素的原料，它转化为雌二醇需要酶的作用，而这种酶的表达受 25-OH-VD 的调控。科学家们将小鼠的 VDR 敲除后，结果发现雌激素的合成明显受到影响。

（三）维生素 D 与男性生殖能力

有 10% ~ 15% 的夫妻受到不孕不育的困扰，其中约有一半是由男方因素导致的。在小鼠中，维生素 D 缺乏的雄性小鼠精子受精能力差。钙离子水平正常时，维生素 D 缺乏的雄性小鼠，与维生素 D 充足的雄性小鼠相比，受孕率低 43%。

维生素 D 缺乏的雄性动物的生育能力低，与精子的活力受损或精子形态异常有关。还是用小鼠来做实验，把小鼠的 VDR 基因敲除后，由于无法表达 VDR，小鼠精子的数量和活力显著降低。

维生素 D 缺乏（＜25nmol/L）和不足（＜50nmol/L）的男性的精子活力明显低于维生素 D 充足的男性。在人类精子的颈部，VDR 可以迅速地提高细胞内的钙离子浓度，从而提高精子活力，并且可以改善精卵结合（图 2-15）。流行病学的数据同样支持维生素 D 与生殖能力之间的关系，北半球的北方国家，妊娠率有季节性波动，夏季是怀孕的高峰，这

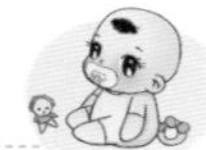

和血清维生素 D 水平的季节性波动相一致。

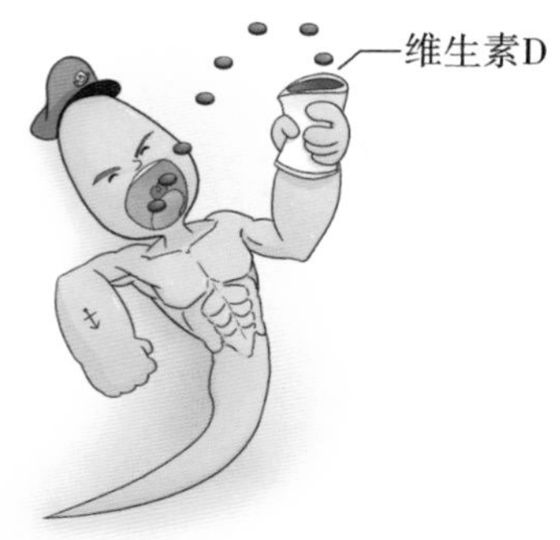

图 2-15　补充维生素 D 对精子有益

第三章　不孕症的治疗

一、得了多囊卵巢综合征怎么办?

由于不同年龄的 PCOS 患者有着不同的治疗需求，临床通常会根据患者的主诉、需求及代谢变化采取规范化和个体化的对症治疗，并积极预防远期风险。一般来说，在控制体重和调整生活方式的基础上，改善胰岛素抵抗，纠正高雄激素血症和血脂异常等代谢异常，正确有效地调整月经周期，规范化处理子宫内膜增生，是对 PCOS 行对症治疗，预防其远期并发症的关键策略。然而，许多女性对药物治疗，尤其是激素治疗可谓是谈虎色变，提出的问题是：不吃药仅仅控制饮食和加强运动可以治疗 PCOS 吗?

不管哪种治疗方式，调整生活方式，控制饮食，加强运动都是最基础的，是 PCOS 的一线治疗方法，对于超重和肥胖的 PCOS 患者更是如此。雄激素过多导致腹部脂肪沉积，从而加剧胰岛素抵抗，而过多的胰岛素分泌又进一步增加卵巢雄激素分泌，形成了 PCOS 病理生理的恶性循环。因此，通过低热量饮食和耗能锻炼，可能会控制这种恶性循环，改善 PCOS 的代谢并发症，改变或减轻月经紊乱、多毛、痤疮

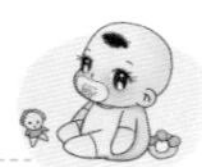

等症状会有利于不孕症的治疗。此外，减轻体重至正常范围可以改善胰岛素抵抗，阻止 PCOS 长期发展的不良后果，如糖尿病、高血压、高血脂和心血管疾病等代谢综合征。

既然调整生活方式，控制饮食，加强运动这么有效，那么 PCOS 患者是不是就不需要吃药了？当然不是，调整生活方式所需时间长，许多 PCOS 症状又对女性身心造成了很大的影响，这时就需要药物治疗甚至是手术治疗。例如，PCOS 患者多有月经稀发或闭经，可以通过口服短效避孕药来调整月经周期并预防子宫内膜病变。一些高雄激素血症的表现如多毛、痤疮等症状会造成患者巨大的心理负担，可以采用短效口服避孕药降低雄激素水平。二甲双胍等胰岛素增敏剂，可改善患者糖耐量，同时降低较高的雄激素水平。而对于不孕的患者，则可以通过辅助生殖技术来实现生育的愿望。

总之，正常作息、控制饮食和有氧运动为主的生活方式的调整是所有治疗的基础（图 3-1），同时加上一些有效且有针对性的药物治疗，也是对症治疗及预防远期并发症必不可少的手段。

二、生活方式的改变为什么对多囊卵巢综合征患者那么重要?

月经失调、多毛、痤疮、不孕和肥胖是 PCOS 比较典型的表现。PCOS 除影响女性生育外，将来也会严重影响到患者的身体健康，使她们发生胰岛素抵抗、2 型糖尿病、血脂异常及动脉粥样硬化的风险性更高。

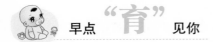

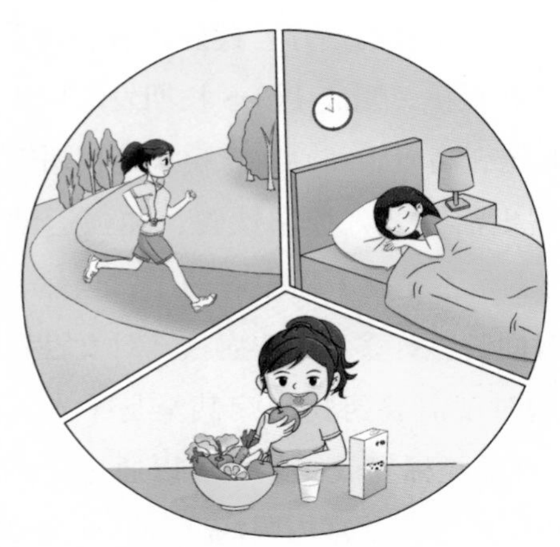
图 3-1 健康的生活方式

（一）肥胖

PCOS 患者比正常人更容易发生体型的改变，而超重或肥胖的 PCOS 患者比体重正常的 PCOS 患者更容易出现代谢异常和不孕问题。同时，肥胖也将掩盖 PCOS 的表现和诊断。外形肥胖的患者，往往也伴随内脏脂肪组织堆积，可以通过 BMI、腰围、甘油三酯水平等评估肥胖程度。月经失调的 PCOS 患者比月经规律的 PCOS 患者有更大的可能性出现内脏脂肪堆积。

PCOS 患者发生肥胖的原因与胰岛素抵抗和高雄激素血症相关；暴露于高雄激素水平，内脏脂肪组织似乎更容易发生肥大增生。

目前已知，减重，即使只减了体重的 5%，对超重或肥胖的 PCOS 患者的症状也会有很大的改善。使用二甲双胍对减少内脏脂肪堆积有一定效果。

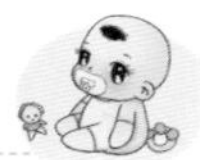

（二）胰岛素抵抗

1980 年就有学者发现 PCOS 与胰岛素抵抗（IR）有关，PCOS 患者发生胰岛素抵抗的概率为 44% ~ 85%。胰岛素抵抗的诊断成本较高，要喝糖水、抽 3 次血，所以也有人使用 HOMA-IR［空腹血糖水平（mmol/L）× 空腹胰岛素水平（mIU/L）/22.5］这个指标来代替。计算 HOMA 指数可初步筛查胰岛素抵抗程度。

胰岛素抵抗和高胰岛素血症是 PCOS 患者症状加重和出现代谢性并发症的基础。女性偏瘦或肥胖都可能具有某种形式的胰岛素异常。而胰岛素抵抗的发病机制尚未完全明确，可能与胎儿时期的雄激素暴露、胎儿宫内生长受限、体内炎症因子等相关。

代谢综合征，顾名思义即蛋白质、糖、脂肪代谢异常的一系列表现。PCOS 患者发生代谢综合征风险大大增加（34% ~ 46%），表现为胰岛素抵抗、腹部肥胖、血脂异常、高血糖、高血压、骨质疏松和维生素 D 缺乏等，发展为 2 型糖尿病、心血管疾病、非酒精性脂肪肝的风险大大增加（图 3-2）。

（三）健康生活方式的重要性

PCOS 无法治愈，生活方式的管理是超重和肥胖 PCOS 女性的主要治疗方法，即使轻度减肥，只减轻 5% ~ 10%，无须医疗干预，也能改善与 PCOS 相关的许多症状。实现可持续减肥的最佳方法是减少能量摄入，并通过有氧运动达到负能量平衡。然而，生活方式的改变通常不能引起患者重视。

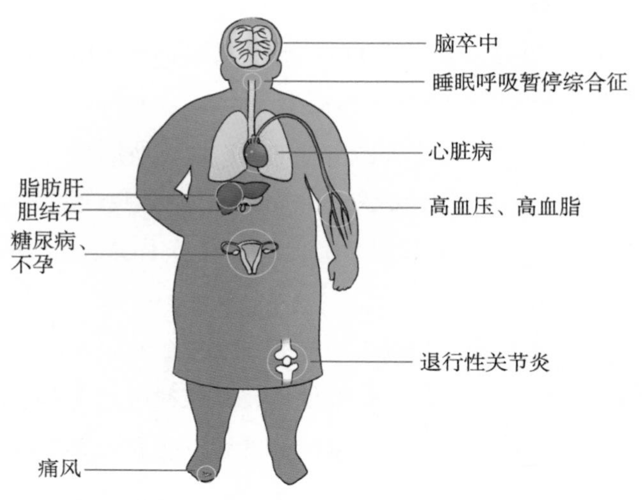

图 3-2 糖脂代谢异常的危害

减肥手术对于超重或肥胖 PCOS 女性减重有所帮助，但可能引起其他内分泌或代谢异常。所以，最佳的手段仍然是低糖低脂饮食和有氧运动。

在门诊就诊过程中，我们会针对 PCOS 患者进行一些特殊的问诊和检查，包括询问身高体重、糖尿病家族史，检查胰岛素释放曲线或空腹血糖或糖化血红蛋白，生化肝肾功能，维生素 D 及月经生育史等。当这些检查有问题时，会强调禁糖、少油、坚持有氧运动的重要性。生活方式的改变及药物的治疗，都是为了让患者尽快恢复到正常的内分泌及代谢状态，这不但有助于改善排卵，利于生育，而且能减少发生各种远期并发症的风险。

最后，再次强调改变生活方式的重要性，选择了健康的

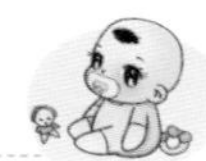

生活方式，就相当于拥有了一个健康的身体！

三、现在治疗输卵管堵塞什么办法好？

输卵管是卵子与精子结合场所及运送受精卵的通道。显而易见，若输卵管堵塞，会引起女性不孕。目前，输卵管堵塞是引起女性不孕的常见原因。治疗输卵管堵塞什么办法好？是手术？试管婴儿？还是中药治疗或微波治疗？

（一）手术治疗

手术治疗是疏通输卵管堵塞比较确切的方法。输卵管由内向外分为间质部、峡部、壶腹部及伞部，阻塞的部位不同，实施的手术方法也不同。输卵管间质部梗阻，可行宫腔镜下或 X 线下、超声监测下导丝疏通，或行输卵管宫角移植术，此类手术成功率低，目前应用较少；输卵管峡部及壶腹部阻塞的原因除炎症引起外，也见于输卵管结扎术后，可以行输卵管阻塞部切除术 + 端端吻合术；输卵管伞部阻塞可行输卵管造口术及输卵管伞部成形术。手术可以经腹或经腹腔镜或经宫腔镜等进行。

目前，宫腹腔镜联合手术可作为诊断输卵管性不孕的金标准和治疗此种疾病最常用方法，与其他手术相比，具有明显的优势。宫腹腔镜联合手术是在宫腔镜下直视输卵管开口，将导丝直接插入输卵管开口，从而疏通输卵管近端梗阻；腹腔镜下对输卵管伞端阻塞或积水行输卵管造口术、输卵管伞端成形术，也可行输卵管周围粘连松解术以恢复输卵管正常结构及空间结构，同时直视下对宫腔镜进行监测增加宫腔镜手术的安全性。该技术既可以对输卵管阻塞的部位及程度有明确的诊断，又可以进行治疗。宫腹腔镜手术的具体方式要根据输卵管阻塞程度及后续治疗方案而定，如果输卵管严重积水，阴道排液严重，拟行试管婴儿治疗者，不建议行输卵管造口，必要时需行结扎或切除术。

即使输卵管疏通手术方式多样，但如果输卵管破坏严重、范围较广，手术成功率也极低，而且即使手术后输卵管通畅，亦不等于输卵管功能完全恢复，加之手术后又可重新粘连，因而术后妊娠率平均仅为 15% ~ 20%。

（二）中药治疗及微波治疗

中药治疗及微波治疗也是现今大家知道的治疗输卵管阻塞的方法，但对于疏通输卵管阻塞基本无效，常常作为辅助治疗。

（三）体外受精 – 胚胎移植技术

也是我们常说的试管婴儿。适用于以下几种情况：①对于经宫腹腔镜手术诊断的双侧输卵管阻塞，术中疏通失败的；②对于双侧输卵管缺如的（常常因异位妊娠切除）；③宫腹腔镜手术对输卵管阻塞进行疏通后，积极试孕半年到 1 年，仍未孕的；④对于合并高龄、卵巢功能减退的、合并男方精液异常的输卵管阻塞，建议首先选择试管婴儿助孕，而不是手术治疗；⑤还有一些患者因盆腔结核引起的输卵管阻塞，这种阻塞一般较严重，而且常合并严重盆腔粘连，建议直接行试管婴儿助孕治疗。

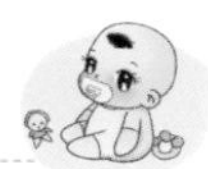

四、为什么卵泡监测这么流行?

卵泡监测是指在月经周期中，通过超声监测卵泡生长、内膜形态及排卵情况，指导夫妻同房时间，从而提高受孕率的助孕方法。卵泡监测对人体无创，贴合自然受孕状态，经济成本低，被广大有生育需求的夫妻所接受。对于月经失调、无排卵性月经、多囊卵巢综合征等非输卵管因素导致不孕的患者来说，若男方精液大致正常，卵泡监测一般是科学助孕的第一步。下面简单介绍一下卵泡监测（图 3-3）。

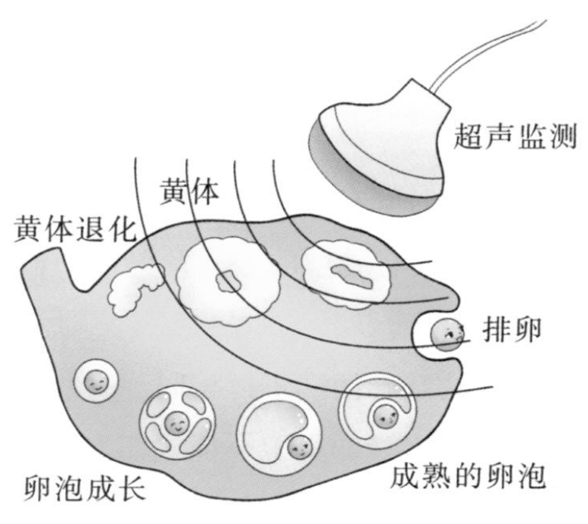

图 3-3　超声下排卵监测

优势卵泡是指自然周期中经多种因素选择出来的一个卵泡，发育最快，体积最大，在适当条件下能够成熟并排出的卵泡。优势卵泡的生长速度为 1 ~ 2mm/ 天。超声下观察卵泡直径达 17 ~ 23mm，外形饱满，呈圆形或椭圆形，张力高，囊壁薄，透声好，是卵泡成熟的标志。

对于月经规律的女性（周期为 28 ~ 35 天），一般从月经周期的 8 ~ 10 天开始监测，根据卵泡的大小决定下次监测的时间，一般为 2 ~ 3 天监测一次。当优势卵泡直径达到 16mm 以上，则需 1 ~ 2 天监测一次。对于月经不规律的女性，卵泡监测通常从月经第 2 ~ 3 天就开始了，之后根据卵泡生长及用药情况，决定监测时间。

卵泡监测常辅助以尿液中 LH 监测。血液中的 LH 峰是诱发排卵的指令。我们使用 LH 试纸可以监测尿液中的 LH 峰，排卵发生在峰值出现后的 48 小时之内。对于有排卵障碍的患者，可使用注射用人绒毛膜促性腺激素促其排卵，这样也可以更好地控制排卵时间。48 小时后行超声观察卵泡是否已排。

指导同房的最佳时间在排卵前 2 天至排卵后一天。经过 3 ~ 4 个周期后仍然没有受孕的夫妻，可以考虑人工授精、试管婴儿等进一步治疗。

由于每位患者的基础情况不尽相同，有些患者子宫内膜形态不佳，有些合并多囊卵巢综合征或卵泡成熟障碍等，这些患者在卵泡监测过程中往往会伴随一些药物干预，如口服雌二醇、口服促排卵药、注射用促排卵药等。

排卵的过程复杂而充满变数，通过 B 超下卵泡监测可以直观地看到卵泡的生长状态和内膜状态，希望能为有生育需求的夫妇带来最大的帮助。

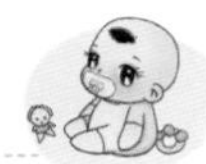

五、男性无精子症要怎么治疗?

治疗无精子症应结合患者的自身状况、意愿以及不同诊断分型，选择不同的治疗方案。

（一）梗阻性无精子症的治疗选择

主要根据梗阻的原因、程度、部位、性质和范围选择输精管道再通手术、药物治疗或助孕治疗。对于睾丸内梗阻等无法实施外科手术或术后疗效欠佳的患者，可通过取精术获取精子后进行助孕治疗。

（二）非梗阻性无精子症的治疗选择

一般情况较差的患者，如睾丸容积小于 6ml、FSH 水平明显升高，可以直接供精助孕或领养。其他患者可尝试对因治疗或经验性药物治疗，如治疗无效则可选择取精术或睾丸活检进行病理组织学检查以明确睾丸生精状况。对因治疗主要针对合并严重精索静脉曲张患者，尤其是伴睾丸萎缩者，术后可能改善睾丸生精功能而产生精子。

1. 药物治疗　并无特效药，部分经验性药物治疗取得了一定疗效，但仍存在争议。

① 克罗米芬：通过提高血清 FSH 和 LH 水平，促进睾丸产生睾酮。

② 芳香化酶抑制剂：部分无精子症患者睾酮水平（ng/dl）与 E2 水平（pg/ml）比值偏低（< 10）。芳香化酶抑制剂具有抑制雄激素转化为 E2 作用，从而增加睾酮水平，促进精子成熟和精子数量的增加。

③ 促性腺激素治疗：适用于促性腺激素低下患者。

④ 其他辅助药物：主要目的在于改善精子质量。左旋肉碱可使附睾运送精子过程中增加精子能量并提高精子活力，也有一定抗氧化能力。其他药物包括辅酶 Q10、虾青素、维生素 C 和维生素 E 等抗氧化药物。

2. 手术治疗　对 Klinefelter 综合征（先天性曲细精管发育不全综合征），目前无明确治疗方法可改善患者生精功能。有研究报道对 Klinefelter 综合征患者进行睾丸切开显微取精术（micro-TESA），部分患者找到精子进行了卵胞浆内单精子注射（ICSI）和胚胎植入前遗传学诊断（PGD）治疗。但使用这些精子是否会将异常的核型传递给下一代仍存在争议。对所有非梗阻性无精子症患者，只要患者主观意愿强烈，在明确告知患者手术风险的前提下，可实施包括睾丸取精（TESA）在内的各种取精术。

（三）染色体异常患者的治疗选择

对染色体异常，如 Y 染色体微缺失（主要包括 AZFa、AZFb、AZFc），部分 AZFc 缺失患者可尝试进行 TESA，如获取精子则可进行助孕（ART）治疗。而 AZFa、AZFb 缺失的男性预后不良，可以选择供精助孕或领养。Y 染色体微缺失可以经卵胞浆内单精子注射（ICSI）技术遗传给男性子代，建议进行 PGD 治疗。其他染色体异常，如克氏综合征（染色体为 47，XXY），应直接选择供精助孕或领养。

（四）混合型无精子症的治疗选择

首选诊断性取精术或睾丸活检明确睾丸生精状况。若找

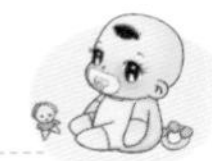

到精子应同时冷冻保存为后续进行ICSI治疗做准备。一般不建议外科再通手术。

六、精液不液化怎么办？

精液不液化是男性生育障碍的重要原因之一。精液不液化可导致精子活动受限，减慢精子进入子宫腔内受精从而导致不孕。

（一）正常精液液化

正常情况下，精液排出体外5～20分钟后即开始液化成水样液体，若超过60分钟仍不能液化者则称为精液不液化。精液的凝固与液化过程由前列腺和精囊的分泌物共同参与完成，精液凝固是由精囊产生的凝固因子引起，而精液液化是前列腺产生的蛋白分解酶等液化因子引起。当液化与凝固因子间的平衡被打破，精液可表现为液化异常。

参与精液液化的相关因子包括：前列腺特异性抗原与精囊凝固蛋白、纤维连接蛋白以及附睾蛋白酶抑制剂等。

（二）精液不液化的原因

精液不液化可能与先天发育有关，先天性前列腺发育不良，不能分泌足够的纤维蛋白溶解酶；微量元素锌、镁缺乏，长期缺锌可以影响垂体的功能，使促性腺激素的合成和分泌减少、精子生成障碍、精液液化异常；男性生殖系统炎症，前列腺炎和精囊炎等导致精囊分泌的凝固酶增多或者前列腺分泌的纤维蛋白溶解酶不足，炎症反应会使pH升高，当精液pH＞8.8时，精液液化也会受到影响。另外，当生殖系统发生炎症和感染释放大量的活性氧，导致生殖系统中与精子运动有关的许多重要酶被抑制、灭活以及活性部位破坏，可使精液液化异常以及精子质量下降。熬夜、饮食不规律、缺乏运动等不健康的生活方式均可导致体内激素紊乱。

（三）精液不液化该怎么办?

发现精液不液化首先要到正规生殖中心复查精液，在排除先天性原因的基础上，一定要在专业医生的指导下，尝试针对性药物治疗；通过改善微循环，促进血液流速及流量，提高人体组织细胞供氧用氧能力，使精子有足够的营养，进而提高精子的质量；对于确实因为炎症感染引起的精液不液化，如前列腺炎患者，应积极治疗病因，选择有高浓度脂溶性、碱性、抗菌谱广并对支原体及衣原体也有效的抗生素为宜；另外要注意改善自身的生活方式，养成健康的生活习惯，比如生活规律、避免熬夜、多参加锻炼、放松心态、少去桑拿房及蒸气浴；适当补充锌、镁等微量元素。

第四章　神奇的人工授精

一、什么是人工授精?

人工授精最常见的是宫腔内人工授精，是在监测排卵周期中，将优选后的精子在女性排卵期注入宫腔，从而提高受孕率的助孕方法（图 4-1）。人工授精包括夫精人工授精和供精人工授精。通过人工“洗精”，优质的精子富集，精浆中大量杂质和炎性细胞被去除，同时将精液直接注入宫腔避免了精子在阴道及宫颈处的损耗，使受精率更高，是便捷、有效的助孕方法之一。

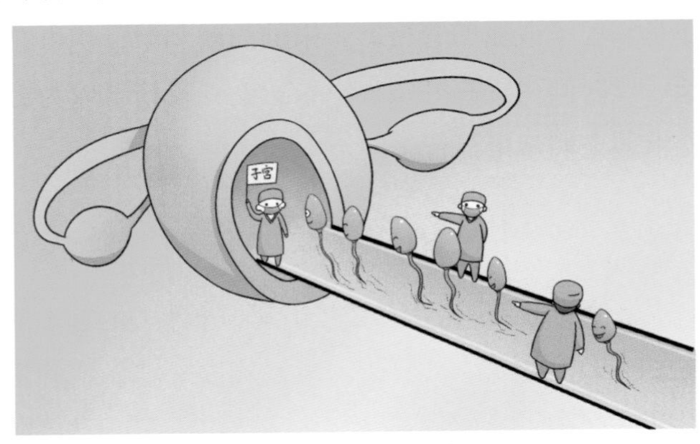

图 4-1　人工授精

下面我们简单介绍一下人工授精：

夫精人工授精主要适用于女方双侧输卵管通畅，排卵监测中发现有大于18mm的卵泡；男方精液正常或轻度少、弱精子症，性功能障碍或不明原因性不孕患者。而供精人工授精则适用于无精子症或家族遗传性疾病等患者。

宫腔内人工授精对于不明原因不孕以及男性少、弱精子症的患者来说，是最经济、安全的助孕方法之一。由于接近自然受孕过程，有着较低的双胎率、流产率及早产率。文献报道的人工授精的累积妊娠率差异很大，2% ~ 60%不等，这与不同中心对人工授精适应证的掌控尺度有关。大部分生殖中心单次人工授精的妊娠率在10% ~ 15%，重复3 ~ 4个周期达到最高累积妊娠率为30% ~ 40%。

非常有趣的是，在行人工授精后，患者的自然受孕概率会提高。当然，一些夫妇若不行人工授精，在足够的时间内也是可能自然怀孕的。但一些新观点认为，不管是由授精的软管还是宫腔镜或输卵管造影带来的内膜刺激，均可在操作后很长一段时间内提高妊娠率。希望人工授精可以为更多有生育需求的夫妇带来福音。

二、人工授精流程是怎样的？

初次就诊的患者，医生会首先了解男女双方的基本情况，既往病史以及既往的治疗情况，并完善相关检查，明确是否符合人工授精的适应证。当所有检查结果都取到后，就可以找医生再次就诊了。对于满足人工授精适应证的夫妇，可以凭检查

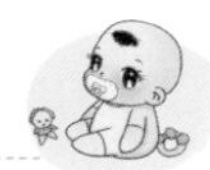

结果、结婚证及双方身份证建立自己的人工授精档案。

人工授精周期开始后，医生会根据女方的月经周期以及排卵情况安排就诊时间，开始通过B超监测卵泡发育。在此过程中，一些患者会根据卵泡发育情况使用促排卵药物。当优势卵泡成熟，在排卵前48小时到排卵后12小时的时间内，男方进行精液采集，将精液收集在无菌的取精杯中，送入实验室，进行精液优化处理。处理后的精子通过软管送入女方的宫腔内。在通过超声确认卵已排出后，使用黄体酮等进行黄体支持治疗。14天后抽血化验是否怀孕。人工授精的流程如图4-2所示。人工授精一般建议行3 ~ 4个周期，若仍未怀孕，则建议行体外受精－胚胎移植治疗。

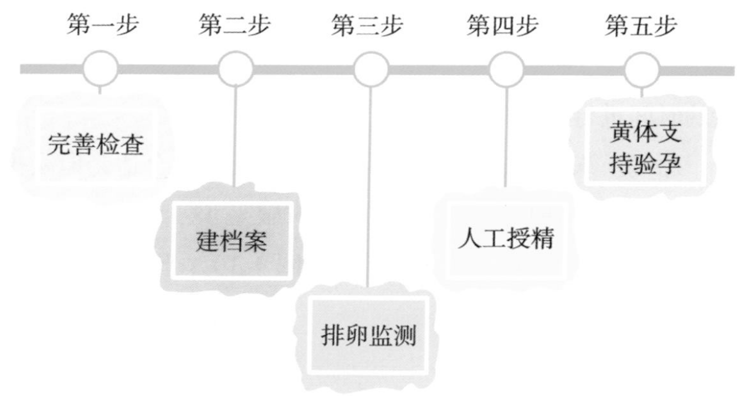

图4-2　人工授精的流程

人工授精需要检查的项目包括：

1. 女方检查项目：血常规、尿常规、血型、生化全项、凝血四项、乙肝五项、丙肝、艾滋病、梅毒、产前病毒五项、甲状腺功能三项、生殖激素六项（月经见血第 2 ~ 4 天查）、红细胞沉降率、阴道分泌物清洁度、细菌性阴道炎、衣原体、液基薄层细胞检测（TCT）、妇科超声。女方必须查输卵管造影。

2. 男方检查项目：血常规、尿常规、生化全项、血型、乙肝五项、丙肝、艾滋病、梅毒、心电图、精液常规（异常时 3 次），必要时查男科 B 超等。

三、人工授精是要卵泡破的时候做，还是没有破的时候做？

人工授精是指将洗涤处理后的男性精液通过非性交的人工方式注入女性生殖道内，以使卵子和精子自然受精达到怀孕目的。由于人工授精中精卵在体内自然受精，因此选择合适的时间进行极其重要。

原则上来说，选择排卵时做人工授精最为合适，但是排卵的瞬间很难捕捉到。精子的受精时限是 48 ~ 72 小时，卵子的受精时限是 12 ~ 24 小时（见图 4-3），因此，在排卵前 48 小时至排卵后 12 小时之内进行人工授精成功率较高。根据卵泡大小、血或尿黄体生成素值及血液雌二醇 E2 值，确定人工授精的时机，一般选择在排卵前进行人工授精。

人工授精的时机可根据自然周期或促排卵周期来确定。

1. 自然周期：对于月经周期规律的患者，排卵一般发生在下次月经来潮前 14 天左右，可以根据患者的月经周期，选择开始监测卵泡的时间。一般在月经的第 8 ~ 10 天开始

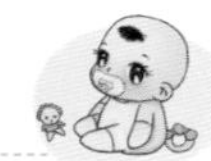

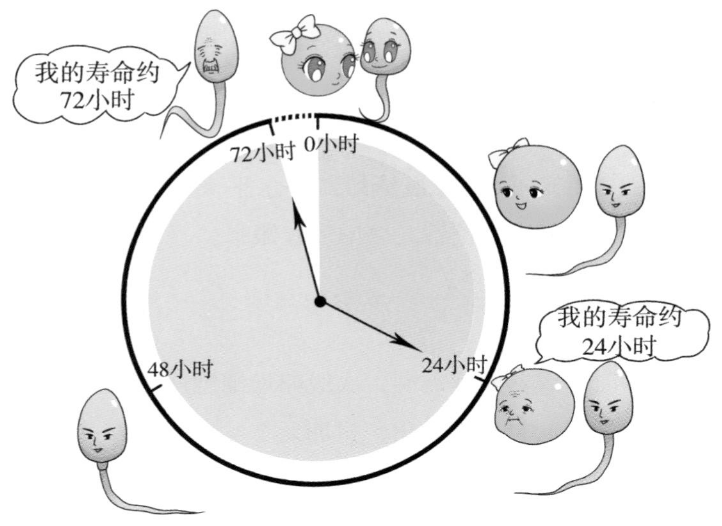

图 4-3　精子和卵子的寿命

监测，同时根据卵泡大小监测血 LH 或尿 LH 值，根据 LH 峰值情况结合卵泡大小决定人工授精时机。排卵一般发生在血 LH 峰值起点后的 34 ~ 36 小时，因此一般选择在峰值出现的次日进行人工授精，监测至卵泡破裂。

2．促排卵周期：促排卵周期适用于月经周期不规律、排卵障碍、小卵泡排卵的患者，可以提高人工授精的成功率。常用的促排卵药物有克罗米芬、来曲唑、促性腺激素等。首选口服促排卵药，如果效果不佳，可改用小剂量注射用药。在促排卵周期中，在优势卵泡≥ 14mm 时开始监测血 LH 或尿 LH，优势卵泡达到 18mm 以上时可以注射人绒毛膜促性腺激素诱导排卵，一般在注射 HCG 的次日进行人工授精，监测至卵泡破裂。

对于每个周期人工授精的次数没有明确定论，有文献表明，对于一个促排卵周期内，进行1次还是2次人工授精，妊娠率并没有差别。因此，应该加强监测，结合超声、宫颈黏液、血LH或尿LH及血清雌二醇水平来预测排卵，抓住合适的时机进行人工授精，以增加妊娠率。

四、人工授精对精子有什么要求？

排卵时，成熟卵泡破裂，次级卵母细胞连同周围的透明带和放射冠一起自卵巢排出，排卵后2～3分钟内，由输卵管伞端拾卵。由于输卵管上皮细胞纤毛的摆动和肌层的收缩，卵细胞迅速被转移至输卵管壶腹部。

精卵结合过程中，成熟精子必须穿过总长度20～40cm的男性和女性生殖道，才能达到输卵管的壶腹部，能够最终完成这段路程的精子不足百万分之一。每次射精时有2亿～5亿个精子进入阴道，其中部分精子随精液从阴道流出，其余精子依靠尾部的摆动游动，其中前向运动的精子，需要依次经过宫颈黏液的阻挡和宫腔内白细胞的吞噬等屏障，最后能够进入输卵管的精子通常只有几百个。精子在女性生殖道经过一段时间的孵育，获得受精能力的过程，称为精子获能。精子获能后，可以发生顶体反应，分泌顶体酶以溶解卵细胞周围的放射冠和透明带。并不是第一个到达输卵管与卵细胞相遇的精子就可以完成受精，达到输卵管内的这群精子需要包围卵细胞分泌顶体酶，共同为精子进入卵细胞开辟道路，

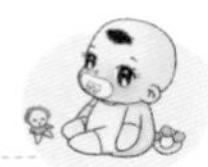

最终只有最幸运的一个精子可以进入卵母细胞完成受精。当一条精子进入卵子后，透明带对精子的结合能力下降，防止多精子受精的情况发生。因此，只有前向运动的精子达到一定数量，才能完成受精过程。

人工授精是指将优化处理后的男性精液通过非性交的人工方式注入女性生殖道内，以使卵子和精子自然受精达到怀孕目的。宫腔内人工授精（IUI）可以避免阴道和宫颈处精子的损耗，通过精液优化处理，可以促进精子获能，提高受精能力。人工授精是精卵自然受精，仍需一定数量的精子从宫腔游动至输卵管完成受精过程，所以人工授精只适用于精液正常、轻度少精子症、轻度弱精子症、精液不液化或液化不全的患者。而对于中度和重度少弱精子症的患者，洗精后精子的数量和密度可能仍无法达到自然受精的要求，需要依靠体外受精的助孕手段。

五、人工授精能一次成功吗?

人工授精操作简便，患者痛苦小、花费少、并发症发生率低，是目前治疗不孕症常用的辅助生育技术之一。然而一次人工授精妊娠率为 10% ~ 15%，尚不尽如人意。影响人工授精成功的因素诸多，大致有以下几点。

（一）女方年龄和不孕年限

随着不孕年限的延长，人工授精妊娠率逐渐下降。有研究资料显示，不孕年限超过 10 年患者的妊娠率仅为 4.4%，不孕年限少于 5 年者的妊娠率为 33.3%。随着不孕时间延长，不仅不孕程度加重，而且不孕原因更加复杂化，患者承受的社会、心理压力也逐渐增大。因此建议不孕患者尽早明确诊断。

（二）授精时机及次数

研究显示一个治疗周期内进行两次人工授精的妊娠率与单次相比无显著差异。卵子排出后，体内存活时间约为 24 小时，而精子在宫腔、输卵管内存活时间为 48 ～ 72 小时。在排卵前进行人工授精，可以使大量精子上游至受精部位，等待卵子排出，有助于增加受精机会。

国内有文献报道供精人工授精（AID）治疗第 1 ～ 5 周期的周期妊娠率均接近 20%。然而，夫精人工授精（AIH）治疗第 3 周期及以后妊娠率显著下降。可能由于 AIH 患者不孕的原因较复杂，如免疫性不孕或不明原因不育，但也不能排除年龄和不孕年限增加产生的影响。若患者进行 2 ～ 3 个周期 AIH 治疗未孕，可及时改行试管婴儿助孕。

（三）精子质量

目前多数文献认为人工授精时前向运动精子总数 $>10\times10^6$ 才能获得适宜的周期妊娠率。

（四）原发或继发不孕

有文献报道，继发不孕患者的人工授精妊娠率（36.96%）显著高于原发不孕患者的妊娠率（13.98%）。

综上所述，人工授精中女方年龄、不孕年限、精子数量等均是影响人工授精妊娠率的重要因素。患者进行 2 ～ 3 个周期夫精人工授精治疗未孕可及时改行体外受精 – 胚胎移植

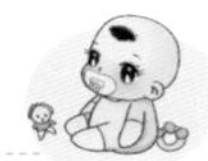

（IVF-ET）助孕。完善术前检查，相应措施改善精子质量，可获得理想的妊娠率。

六、人工授精后有哪些注意事项?

人工授精治疗后，遵从以下注意事项，有助于尽快调整身体健康状态，保障人工授精手术成功。

1．人工授精术后卧床休息 20 分钟左右即可下床排尿，留院观察 1 小时左右，期间可以进食、饮水、翻身。

2．术后正常饮食，不要随意进食药品、营养品、补品。应进食适量的水果和蔬菜，补充叶酸，预防便秘。每日保证充足的优质蛋白，避免进食寒凉食物（如螃蟹、带壳的海产品、冷饮等）。

3．术后可正常上班，日常活动不受影响，避免剧烈运动及重体力劳动，避免熬夜，遵医嘱用药，不可自行减量或更改药物。

4．如果术前做超声优势卵泡未排，术后 1 ~ 2 天需再次复查超声，明确是否排卵。

5．术后 14 天左右抽血验孕。

第五章　生个健康的试管婴儿

一、做试管婴儿的过程是什么样的？

随着近年来技术的发展，试管婴儿技术已经被越来越多的不孕不育症患者所接受和采用。试管婴儿技术是体外受精–胚胎移植技术的俗称，是分别将卵子和精子取出后，置于培养液内使其受精，再将胚胎移植回母体子宫内发育成胎儿的过程。但当一对夫妇决定接受试管婴儿助孕治疗的时候，最大的困惑之一便是不了解具体的流程是怎样的。这往往会给他们带来不必要的焦虑和困惑。那么在这里就让我们一探究竟，解密试管婴儿助孕治疗的过程是怎样的（图 5-1）。

（一）首次就诊

在生殖中心首次就诊的时候，医生首先需要了解确定需进行试管婴儿助孕治疗夫妇的基本情况、病史、既往就诊和治疗情况。并且需要患者带好既往的检查化验结果和病历，若有体检报告，也可以带来供医生参考。医生会根据具体情况和既往病历报告开具男女双方必要的检查化验，并告知检查的时间、地点及取结果时间。

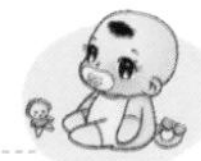

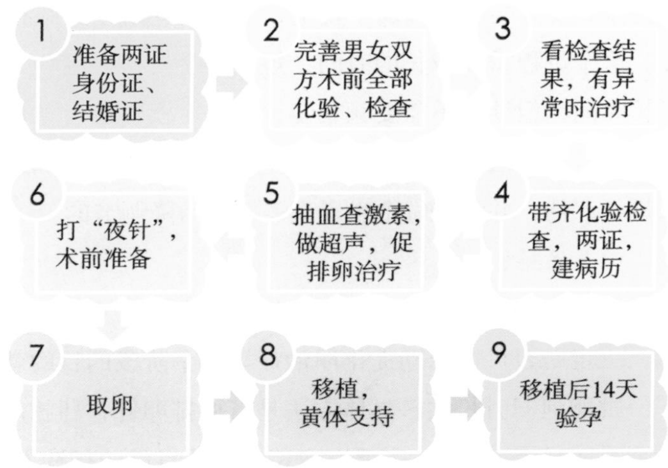
1
准备两证
身份证、
结婚证
2
完善男女双
方术前全部
化验、检查
3
看检查结
果，有异
常时治疗
4
带齐化验检
查，两证，
建病历
5
抽血查激素，
做超声，促
排卵治疗
6
打“夜针”，
术前准备
7
取卵
8
移植，
黄体支持
9
移植后14天
验孕

图 5-1　试管婴儿助孕治疗的流程

（二）看结果、建病历档案

所有检查结果都取到后，就要找生殖中心的医生复查了。医生会查看男女双方术前检查有无异常，并且做相关的处理。准备好相关证件和化验结果后，患者就可以建立自己专属的试管病历档案。

（三）垂体降调节

“降调”听起来很神秘，说起来其实并不复杂。正常情况下，女性卵巢每个月都会产生一批卵泡，只有一个成熟的卵子排出。但在试管婴儿的周期中，医生需要一次让这一批卵泡都长大，一口气获取 10 ~ 15 个健康的卵子。垂体降调节的目的是抑制当月要排出的那个卵泡（优势卵泡）的发育，给其他卵泡的共同发育提供条件，最终达到多个卵泡同时发育的效果。

具体到女方实际要做的事情上，就是要吃避孕药或打降调针。这个过程需要较长的时间，短则半个月，长则一个月或更长时间，但期间不需要频繁复诊。每个女性患者条件不同，降调节的方法也是不同的，医生会通过激素水平和超声结果进行评估，并不是每个患者都需要经历降调节的。

（四）促排卵

经过了降调节过程后，医生会根据女方激素水平和超声情况，决定是否可以启动促排卵治疗。这个阶段的目的就是让同一批卵泡同时长大。具体方法是打促排卵针，药物的种类和剂量同样因人而异。需要女方留心记住自己的打针方案。促排卵过程中，需要多次就诊，抽血监测激素变化和超声监测卵泡发育情况，根据结果调整促排卵药的剂量。需要女方记住每次的就诊时间，以免影响了促排卵的效果。

这个阶段多个卵泡同时发育，会让卵巢的体积增大到非生理水平，所以请尽量不要做剧烈运动，以防出现卵巢扭转等情况。

（五）打“夜针”和取卵

当卵泡长到了合适的大小，并且激素水平合适的时候，医生会决定让患者打“夜针”。“夜针”主要指是的 HCG，用于促进卵泡的最终成熟，一般在晚上打，所以俗称“夜针”。打完“夜针”后 34 ~ 36 小时取卵。

取卵过程需要在手术室中进行，当天男方需要同时留取精液。取卵手术是在麻醉下和超声引导下进行的。取卵针经阴道直达卵巢吸取卵子，立刻在显微镜下将卵子移到培养液

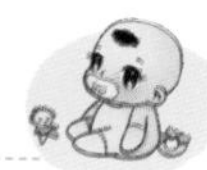

中，置于 37℃的培养箱中培养。

（六）体外受精

这个过程是在胚胎培养室中进行的。取卵后 4 ~ 5 小时将优化处理后的精子与卵子放在同一个培养皿中共同培养，一定时间后在显微镜下观察受精情况。有些患者可能会因为男方精子质量差、受精障碍等原因选择卵胞浆内单精子注射（ICSI），也就是常说的第二代试管婴儿技术。这部分患者的受精过程就是在显微镜下，通过人工方法将精子显微注射入卵子中完成。这期间，在取卵后仍然需要到门诊复诊，根据医生要求进行用药。

（七）胚胎移植

胚胎移植分为新鲜周期移植和冻融胚胎移植两种。具体选用哪种移植方式，需要根据患者取卵后的状态和胚胎发育的情况来决定。

目前新鲜周期的移植多在取卵后第 3 天进行，通常情况下移植 2 枚胚胎。移植当天女方进入手术室，医生将胚胎吸入移植管中，在超声监测下将胚胎注入女方子宫腔合适的位置。

冻融胚胎移植的移植过程和新鲜周期相似。不同的是移植的胚胎是冷冻复苏后的优质胚胎。胚胎冷冻前，医生会制订合适的冻胚移植方案，调整子宫内膜的厚度和形态，在合适的时机解冻胚胎并进行移植。

试管婴儿的核心技术如图 5-2 所示。

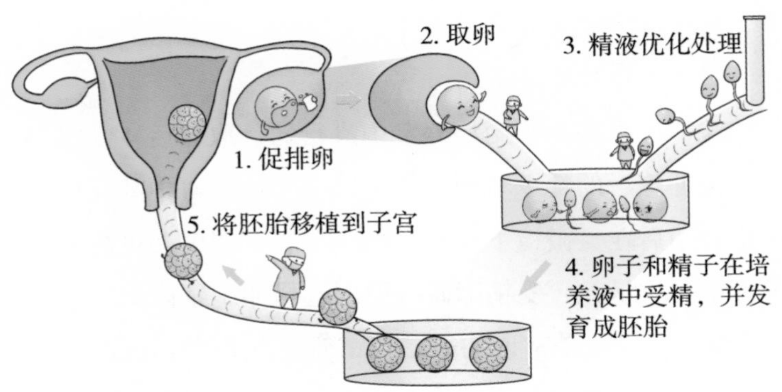

图 5-2　试管婴儿的技术原理

（八）验孕

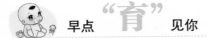

医生在胚胎移植当天，就会为女方预约胚胎移植后 12 ~ 14 天的抽血验孕。有时候很多患者朋友不到验孕时间就开始在家自己测早孕试纸，此种做法一是结果不准，二是增加紧张情绪，所以，不推荐患者提前自己测早孕试纸。

在每一步过程中，都可能会遇到这样或那样的问题，任何一个环节的差错都有可能导致周期的失败而不得不从头再来。试管婴儿助孕并不是一蹴而就的，希望通过医生的帮助和患者的积极配合，为不孕夫妇带来“好孕”。

二、什么样的人适合做试管婴儿?

随着现代辅助生殖技术的发展，许多不孕夫妇都实现了“好孕”梦想。那么很多备孕夫妇都会考虑一个问题：我们需不需要做试管婴儿来帮助怀孕?

实际上，育龄夫妇在同居一年以上，有正常性生活并且

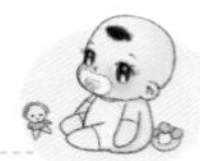

没有采用任何避孕措施的情况下，未能成功怀孕的，就要去医院进行相关咨询，分析原因。那么，哪些因素导致的不孕需要试管婴儿技术的帮助呢?

（一）男方因素不孕者

在生命孕育的初期，精子和卵子是胚胎形成所必需的两个因素。受遗传因素、环境、压力、生活方式等因素的影响，男性可能出现弱精子症、少精子症、精子畸形率高、无精等情况（图 5-3），进而导致女性不孕。

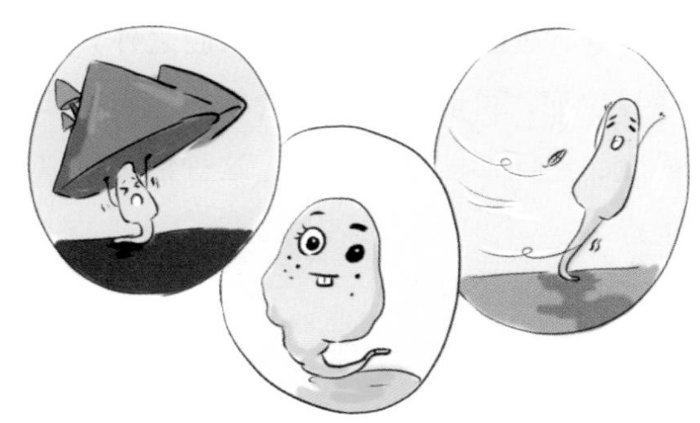

图 5-3　男性精子异常

（二）输卵管因素不孕者

输卵管是精子与卵子相遇的“彩虹桥”，是受精卵运输到子宫的通道。通常情况下，如果输卵管阻塞，精子和卵子难以相遇，就不能形成受精卵，便无法受孕了。

（三）排卵障碍者

多囊卵巢综合征（PCOS）、黄素化卵泡不破裂综合征、小卵泡排卵等，在监测排卵或促排卵治疗，给予指导同房或进行宫腔内人工授精治疗 3 次后仍无法怀孕者，尤其是同时存在输卵管因素或男方因素者，下一步就应该考虑试管婴儿助孕了。

（四）染色体异常者

夫妻双方中有染色体异常者，如平衡易位、染色体或单基因疾病等，可以选择胚胎植入前遗传学诊断，即第三代试管婴儿来帮助生育健康婴儿。

（五）子宫内膜异位症

子宫内膜细胞本该生长在子宫腔内，但由于子宫腔经输卵管与盆腔相通，使得内膜细胞在子宫腔之外异位生长，导致子宫内膜异位症，可能引起输卵管粘连，影响卵母细胞捡拾或卵巢病变，进而影响卵巢功能。这种情况可以考虑采用试管婴儿治疗。

（六）不明原因不孕者

男女双方经检查无任何异常，充分试孕后仍未怀孕，且经过诱导排卵、指导同房、人工授精等多种助孕方式后仍未如愿以偿的，可选择进行试管婴儿助孕。重点需要指出的是：不明原因并不代表没有原因！

常规检查方法也许无法观察精子卵子是否存在结合障碍、胚胎发育障碍或胚胎种植障碍，所以不明原因可能存在深层次问题，需做好各种准备。

除此之外，还有一些情况不能做试管婴儿治疗：一是未婚单身女性或男性；二是没有试管婴儿治疗的适应证。

最后，以积极良好的心态来备孕。有任何问题随时咨询专业的生殖医生，千万不要着急心慌，以免被不法分子利用，

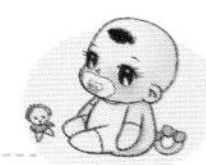

掉入骗取钱财和违法的圈套！

三、做试管婴儿前，需要做哪些身体检查？

试管婴儿助孕技术是一项治疗不孕不育的医学技术，包括促排卵、取卵、胚胎移植等过程。治疗的最终目的是帮助不孕夫妇获得一个健康的宝宝。为了实现这个目标，在做试管婴儿治疗之前，患者需要完善以下相关的身体检查。

（一）生育力评估

主要包括女性卵巢储备功能、输卵管通畅性和子宫内膜条件，这可以通过查生殖激素六项、抗苗勒管激素（AMH）、妇科超声、输卵管造影等来评估。男性则需要查精液常规、精子畸形率和精子DNA碎片指数（DFI）。一方面，通过这些检查可以找到不孕原因，明确是否存在试管婴儿治疗的适应证；另一方面，对决定试管婴儿促排卵方案、受精方式等有一定指导意义。

（二）普通的术前检查和孕前检查

与其他妇科手术一样，夫妇双方需要完善乙肝、丙肝、艾滋病、梅毒等传染病检查，血型、血尿常规、凝血四项、红细胞沉降率、生化全项、心电图等基本身体检查。此外，女性还需要查阴道分泌物、衣原体、液基薄层细胞检测（TCT）、人乳头瘤病毒（HPV）、产前病毒等检查。

（三）优生系列检查

做试管婴儿需要花费不少时间和金钱，为了提高治疗效率和成功率，还需要查可能会影响怀孕的优生检查，包括免疫方面的，比如抗心磷脂抗体、β_2糖蛋白抗体、抗核抗体等；代谢方面，如有无胰岛素抵抗、维生素 D 缺乏、血脂、尿酸等异常；内分泌方面，如甲状腺功能、是否有高泌乳素、高雄激素等。

（四）个体化的检查

比如对于子宫内膜异位症的女性，需要查肿瘤标志物四项；对于反复流产或胚胎停育的女性，除上述优生检查外，还需要查夫妇双方染色体和更全面的自身免疫相关检查；对于多囊卵巢综合征的女性，要着重检查和治疗子宫内膜等。对于严重的少弱精子症或精子畸形率 100% 的男性，建议做男科超声、甲状腺功能等检查。个体化检查不能忽略，也要因人而异，并要结合病史等来确定。

四、做试管婴儿助孕治疗有什么要求？

若想做试管婴儿助孕治疗，需要满足一定的前提条件，以保障这项助孕技术的合法与成功，才可以让更多不孕夫妇圆了宝宝梦，拥有一个更完整更幸福的家庭。

1．身份证、结婚证：没有结婚证的夫妇若想做试管婴儿首先要领取结婚证，这样生殖医学中心才能进行助孕。

2．夫妻双方身体健康，无不能怀孕的疾病等。

3．夫妇双方的年龄不宜过大，尤其是女方年龄不宜超过 45 岁。女方年龄超过 45 岁时，助孕治疗的成功率$<5\%$。

4．除满足以上条件外，还需要具备试管婴儿治疗技术的适应证：

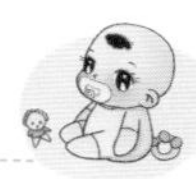

（1）输卵管因素　无论是炎症导致的输卵管不通、输卵管积水还是因为宫外孕切除了输卵管使得精子卵子无法相遇，可以选择试管婴儿助孕技术。

（2）卵泡发育异常或排卵异常　通过多周期促排卵治疗、卵泡仍然无法长到优势卵泡称为卵泡发育异常。多周期卵泡能长到优势卵泡，打了破卵针后卵泡仍然不排，称为排卵障碍。遇到这样的情况建议试管婴儿。

（3）子宫内膜异位症　子宫内膜异位症是不孕和疼痛的常见原因，对于那些想通过非手术治疗的方法获得妊娠的子宫内膜异位症患者，试管婴儿是一种有效的方式。

（4）男方因素　重度少弱精子症、少弱精子症通过人工授精未能怀孕、无精子症需要通过睾丸或附睾穿刺者均建议行试管婴儿治疗。

（5）不明原因的不孕　经过常规检查未能找出明确病因，经常规治疗后未能怀孕。

五、高龄女性做试管婴儿需要哪些准备？

年龄是影响生育的一个关键因素，高龄女性生育面临诸多难题，如卵巢功能下降、卵子质量降低、子宫内环境差、盆腔炎症，或伴有身体其他疾病、配偶精子质量差等，导致自然受孕率比年轻女性要低很多。辅助生殖技术无疑成为她们抓住生育希望的最后一根稻草。高龄女性做试管婴儿，更需要做好充分的准备。那么如何做好最后的冲刺准备？

首先，夫妻双方要做好全面的查体，包括身体基础检查，妇科各项检查等，尤其是确定是否存在胰岛素抵抗、维生素D缺乏等，有问题及时对症治疗，不仅避免耽误进入试管疗程的时间，还能有效提高卵子质量。因此前期检查必不可少，且一定要重视。

除了基础查体外，生活中的各项准备工作也是非常重要的，包括卵子和精子的质量改善，子宫内环境的改善，以及生活方式等的改善，都能够为试管婴儿的成功保驾护航。现代快节奏高压力的生活方式，让很多人养成了长期熬夜、饮食不规律的生活习惯，还有些人抽烟喝酒，疏于运动，这些都让身体处于亚健康状态。因此在做试管婴儿前做好生活方式的调整也是提高成功率的关键步骤。

总之，建议大家在做试管婴儿前合理饮食，在医生指导下使用养护精子和卵子的食物或者药物，如多摄入一些富含维生素、纤维素的蔬菜等，男方可以服用番茄红素，女方服用辅酶Q10、DHEA等保健品辅助治疗。夫妇双方要限制高糖、高油脂的食物。戒烟戒酒，远离不良生活环境，避免接触有毒物质，放射性物质，积极运动锻炼，提高身体素质，将身体调整到最佳状态，为试管婴儿之路开启正确的方式！

六、试管宝宝和普通宝宝有区别吗?

相信很多接受辅助生殖治疗的夫妇都有过这样的忧虑，试管宝宝会不会和普通的宝宝有所不同？随着辅助生殖技术的日益发展，越来越多的辅助生殖领域的科学家们也在不断关注着这一问题。

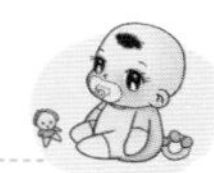

最近的一份研究就探究了 3、5、7 和 11 岁的人工受孕的宝宝和自然受孕的宝宝之间，在认知方面有没有差别。该研究随访来自 14 816 个家庭的 15 218 个宝宝，其中通过一代试管婴儿诞生的宝宝 125 名，通过二代试管婴儿诞生的宝宝 61 名，其他的宝宝均为自然受孕后诞生。在排除单亲家庭这一可能对结果产生影响的因素后，分别在宝宝 3、5、7 和 11 岁的时候进行了语言能力的测试。在对测试结果进行打分和统计后发现，通过辅助生殖技术诞生的宝宝的认知发育水平在 3 ~ 5 岁这个阶段要显著高于自然受孕的宝宝，在 7 ~ 11 岁这个阶段，两组并没有差别。

作者同时指出，这一结果并不意味着辅助生殖技术带来的宝宝就比自然受孕的宝宝更加聪明，除技术本身外，后天的环境因素也起到了很大的影响。通过辅助生殖技术而诞生的宝宝，在对他们的家庭环境情况进行调查统计后发现，试管宝宝的父母比那些自然受孕的宝宝的父母年龄更大、受教育程度更高、社会经济水平更好。这与孩子认知能力的成长有很大的关系。虽然通过辅助生殖技术，出现多胎妊娠或是低出生体重儿的概率更大，但他们的家庭因素的影响可能一定程度上抵消了可能对健康以及认知方面造成的负面影响。从这个角度来看，试管婴儿和自然受孕婴儿发育潜力是无差别的，反而后天的成长环境更加重要。

一直以来，包括生殖医生在内的很多人，都普遍认为辅助生殖治疗很可能影响到孩子的认知能力和发育能力。通过这项研究我们可以看到，试管婴儿技术可能会对孩子产生的影响和我们预期的不同，即使不能确切地说试管婴儿更加“聪明”，也并不是比自然受孕婴儿差（图 5-4）。而后天由家庭环境给予的影响，才是决定孩子们认知发育的关键因素。与其担心试管婴儿本身的弊端，不如努力为孩子提供一个更加健康的生活环境。

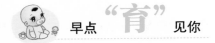

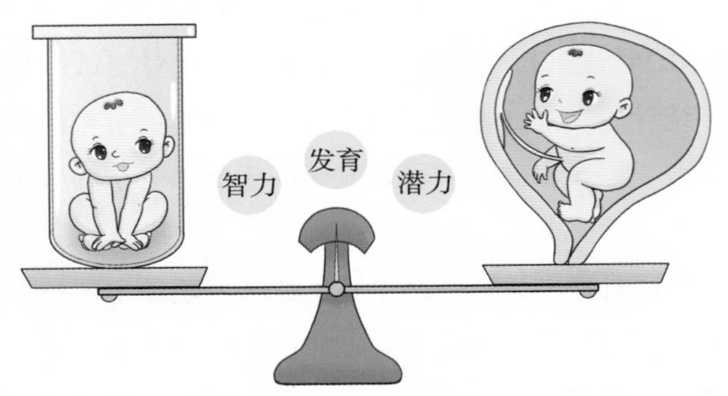

图 5-4　试管婴儿与自然受孕宝宝是一样的

七、多少卵子成就一个试管宝宝?

与自然周期每个月通常只排出一颗卵子不同，辅助生殖治疗需要通过控制性超促排卵获得多颗卵子。这就像跑马拉松，并不是所有的参赛者都能坚持到终点，经历一个周期的促排卵治疗，并不是取到的所有卵子都可以正常受精、卵裂、进而发育成可移植的胚胎。因此，辅助生殖治疗的必要条件是需要得到一定数目的卵子。

每一位接受试管的患者都希望自己能够通过一次促排周期获得尽可能多的卵子，同一天接受取卵手术的患者也常常

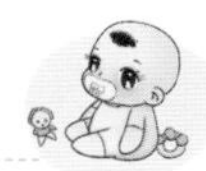

互相比较获卵数目，但是，获卵数是越多越好吗？多少才是合适呢？

早年的临床研究显示，获卵数介于 6 ~ 15 之间时，随获卵数增多，每鲜胚移植周期活产率增加。获卵数在 15 枚左右的情况下，活产率最高；若超过 20 枚，随着获卵数增多，活产率不升反降，患者发生卵巢过度刺激综合征的风险也会明显增高。

最新的临床研究显示，累计活产率随获卵数的增加而稳步增加，当获卵数≥ 25 时，累计活产率达到 70%，但获卵数超过 27 个以上，累计活产率开始增长缓慢。但在新鲜胚胎移植周期，获卵数达 7 个时活产率最高，且在 7 ~ 20 个之间保持相对不变（增减≤ 5%）。获卵超过 20 个，新鲜周期活产率不升反降。

由此可见，获卵数并非越多越好。此外，获卵数受患者自身年龄、卵巢储备、促排卵方案的选择及卵巢反应性等多方面因素影响。每个人的情况不同，所以患者之间不要盲目比较，以徒增不必要的烦恼。建议遵循专业医生的指导，针对自身条件，选择适合自己的治疗方案，尽早获得满意的妊娠结局。

八、试管婴儿中的胚胎培养室操作是怎么样的？

胚胎培养室的操作是整个试管婴儿过程中十分关键的一环，因为患者无法直接看到或参与到胚胎培养室的操作，会觉得非常神秘和好奇。

那么究竟为什么患者不能直接看到胚胎培养室的操作呢？有患者说：“病人进了ICU，家属还能透过玻璃看一眼呢，为什么卵和精子进了胚胎培养室，我们就不能看了呢？”

这就涉及配子与胚胎的操作原则。首先，胚胎培养室应遵循无菌、无毒、无味、无尘的原则。因为室内空气清洁度会影响到胚胎的发育潜能，因此胚胎培养室采用了十分先进的净化系统保持室内优良空气。另外，所有操作都必须遵守无菌原则，所有配子或胚胎操作应该在百级洁净区域内进行。所以胚胎培养室内的人员必须严格控制和管理，才能保证这种操作标准。其实不仅患者不能直接看到这一过程，就连临床医生也不能随意进入胚胎培养室。

为防止出差错，胚胎培养室采取了十分严格的核对制度，所有配子或胚胎的培养皿等都会标注患者姓名，对配子或胚胎进行操作时，进行双人核对，一些生殖中心还引进了国际先进的WITNESS电子核对系统。在人机同时核对的情况下，保证了绝对的安全性。

那么在昏暗的胚胎培养室里究竟进行了哪些操作呢？

首先是捡卵，临床医师对患者实施取卵术后，胚胎培养室会同步进行捡卵操作。将取出的卵泡液倒入恒温台上的培养皿中，通过体视镜识别并捡出卵冠丘复合物，放入培养液中，将血性物质等洗尽，转移到新的培养液中，放到培养箱中等待受精。

捡卵的同时，胚胎培养室会进行精液优化处理，俗称“洗精”，通过梯度密度离心，去除非前向运动的精子和其他杂

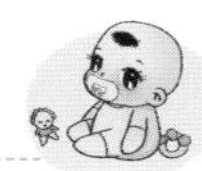

质。将处理好的精子放在离心管底部，再放于培养箱内，活力较好的精子会上游。

在准备好精子和卵子之后，下一步就是受精了。受精在HCG注射后38 ~ 40小时进行。受精方式有两种，一种是体外受精–胚胎移植（IVF）；另一种是卵胞浆内精子注射（ICSI）。IVF即吸出上游的精子直接加入含有卵子的培养液中，保证精子的浓度和活力即可。ICSI则是单精子注射，在高倍镜下挑选形态活力俱佳的精子注射到卵子中。

在卵子受精后16 ~ 18小时（D1）观察受精情况，D3、D5、D6观察胚胎的发育情况。观察胚胎时会选择较好的胚胎进行移植或冷冻。

在胚胎培养室里，胚胎学家都像温暖慈祥的天使，呵护着每一个生命，如同自己的宝宝一般。

九、如何选择安全有效的促排卵药物？

在促排卵治疗中会涉及用药，在用药方面，选择试管婴儿技术的不孕患者会有一些疑惑：选国产还是进口的？进口的是不是效果更好？

简单来说，促排卵就是通过一类称作促性腺激素（gonadotropins，Gn）的药物，促进多个卵泡同时发育和成熟，得到较多的胚胎以供移植，提高怀孕机会。没错！就是“雨露均沾，阳光普照”了！

在促排卵过程中的这个“雨露阳光”就是我们说的卵泡刺激激素，它就是前面我们提到的——促性腺激素（Gn）

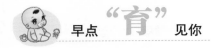

的一种，正是它起到促进多个卵泡同时发育和成熟的效果（图 5-5）。

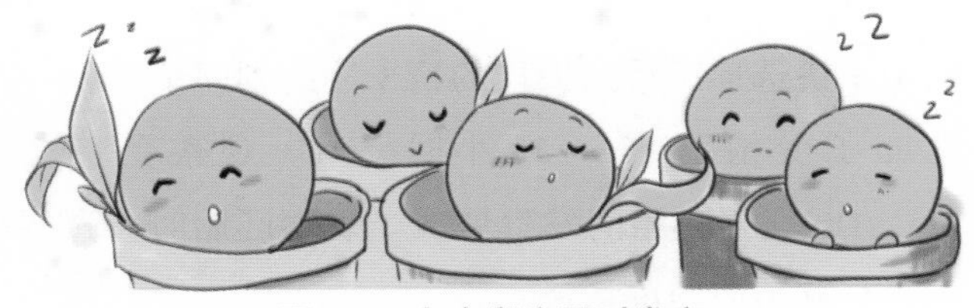

图 5-5　多个卵泡同时发育

促性腺激素这个神奇药物的发展历史也很神奇，1927年，科学家发现了促性腺激素对于卵巢功能潜在的调节作用，并在 1930 年年初投入卵巢刺激的相关治疗中，但是临床效果反应不佳，因此退出了历史舞台。1953 年传来了好消息，来自奥地利维也纳的科学家 Bruno Lunenfeld 教授在绝经期妇女的尿液提取物中发现了促性腺激素。罗马的某个修道院还成为第一个生产人绝经期促性腺激素（human menopausal gonadotropin，HMG）的尿液收集地。

随着医疗技术日新月异的发展，1995 年的重组促性腺激素使助孕医疗技术走上了全新的发展阶段。目前，在临床上应用的促排卵药物有很多种，有国产和进口的，也有来自重组的和尿源性的，它们各自特点也有不同。

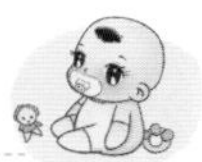

日常应用的促排卵药物有：

（1）尿促性素　国产和进口都有，是从绝经后女性尿液中提取而来，杂质蛋白相对较多，需肌内注射。

（2）高纯度尿促性素　它与 HMG 的区别在于高度纯化，可皮下注射或肌内注射。

（3）重组 FSH　国产进口均有上市，原料来源稳定，纯度更高，还避免了尿源促性腺激素可能存在的尿蛋白、细菌和病毒污染等诸多负面影响。部分剂型可以自主皮下注射，非常方便，并且注射舒适性很好。

在试管婴儿的治疗周期当中，促排卵的用药考虑应该是多方面的，包括：疗效、价格、注射舒适性、前次促排后卵巢反应。如果是首次促排卵，医生会根据患者的年龄、身体状况来订制最适合的药物和方案。

对于有过促排卵经历的患者，需要尽可能详细地告知医生之前的用药种类、方案和自身对药物的反应，医生会综合以上情况，优选出最适合的药物和方案。总之，听医生的安排，准是没错了！

十、促排卵卵泡越多越好吗？

在试管婴儿促排卵期间，患者最关心的事情之一就是“我最终能获得多少卵子”，大家普遍认为，获卵数越多越好，那么事实真是如此吗？

2011 年，Sunkara 等统计了英国 1991—2008 年进行鲜胚移植的 400 135 个大样本试管婴儿周期的获卵数与活产率

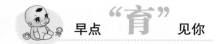

（LBR）的情况。发现在各个年龄段（18 ~ 34 岁，35 ~ 37 岁，38 ~ 39 岁，40 岁及以上），在获卵数≤ 15 个时，活产率随着获卵数的增加逐渐增加；当获卵数在 15 ~ 20 之间时，随着获卵数增加，活产率没有明显变化，处于平台状态；当获卵数＞ 20 个时，随着获卵数增加，活产率逐渐下降。而随着年龄的增加，活产率逐渐下降。

2014 年，Ryan G. Steward 等统计了 2008—2010 年美国 256 381 个 IVF/ICSI 周期的获卵数与妊娠结局的情况。该研究根据获卵数进行分组（0 ~ 5 个，6 ~ 10 个，11 ~ 15 个，6 ~ 20 个，21 ~ 25 个，＞ 25 个），分析不同获卵数组活产率与卵巢过度刺激综合征（OHSS）的发生率（图 5-6）。结果发现，在获卵数为 0 ~ 5，6 ~ 10，11 ~ 15 三组间，妊娠率逐渐增加（17%，31.7%，39.3%），当获卵数＞ 15 时，随着获卵数的增加，活产率处于平台期后逐渐下降。随着获

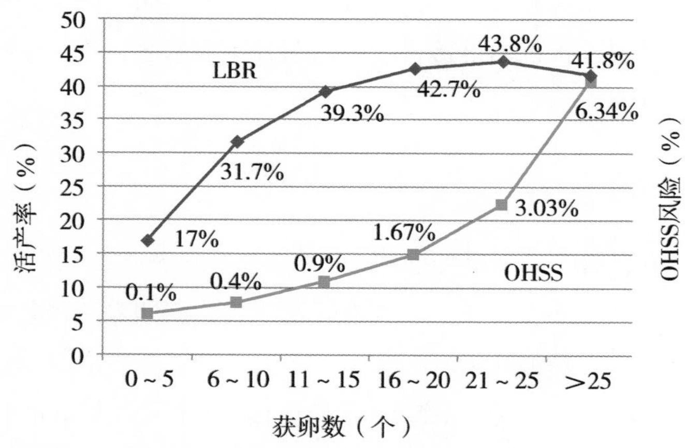

图 5-6　获卵数与活产率和卵巢过度刺激综合征（OHSS）风险的关系

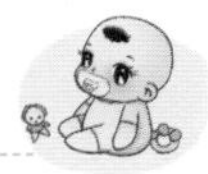

卵数的增加，OHSS 的发生率逐渐增加。结果表明，获卵数并不能很好地预测活产率［曲线下面积（AUC）=0.596］，但是能很好地预测 OHSS 的发生（AUC=0.784），阈值为获卵数 =15 个，也就是说在鲜胚移植周期中，当获卵数＞15 时，活产率不会增加，但 OHSS 的发生率会显著增加。

鲜胚移植中，过多获卵数导致活产率下降的原因尚不明确，可能的原因有：①过高雌激素影响子宫内膜容受性；②获卵数过多，受精率逐渐下降，高雌激素或者过多卵子数可能影响卵子及胚胎质量。具体原因尚需进一步研究。

总之，在促排卵中，并不是获卵数越多越好，目前认为最佳获卵数为 6 ~ 15 个，既有较高的妊娠率，也不会增加卵巢过度刺激的风险。

十一、为什么促排卵后获取的卵子数量会因人而异?

做试管婴儿获取的卵子数量到底跟什么因素有关呢？为什么有的人促排后能获卵 20 多枚，有的人只有 1 ~ 2 枚，甚至没有？这到底是什么原因？

（一）试管婴儿技术中获得卵细胞的原理

首先，我们先看一下自然周期排卵的原理。女性的卵巢中每个月都会有一批卵泡“苏醒”并开始发育。正常情况下，由于不同卵泡对激素的敏感度不同，所以一个自然月经周期，仅有 1 个或偶见 2 个最敏感的卵泡能够脱颖而出。而其他缺乏“养料”的卵泡就会萎缩和消失，真是太可惜了。

在试管婴儿的促排卵过程中，通过给予外源性促卵泡生长所需要的"养料"，使那些本该停止发育的卵泡能够继续生长，由此来获得更多卵子，这就好比给卵泡们造了一个舒服的"营养池"，让它们安心成长。

通过这一原理，我们可以了解到：促排卵是利用了那些原本应该闭锁的卵泡，因此不会发生促排卵会加速卵泡减少的过程。最终取卵所获得卵细胞数目的基础，取决于卵泡池里卵泡的数量。

（二）获得卵细胞数量少的可能原因

尽管有了外界"养料"的帮助，可最终获取的数量依旧很少，这到底是为什么呢？

1. 高龄因素　卵泡池中卵子数目随着年龄的增加而越来越少，那么最后能获得的卵子也会变少。

2. 卵巢功能下降　部分女性由于手术等原因，导致卵泡池中的卵泡数量变少，造成卵巢功能下降，获卵数也会变少。

3. 卵巢低反应　卵泡池中的卵泡对外源性给予的促卵泡激素反应不佳，难以成长成熟，所以也会导致最终获得的卵子变少。

4. 空卵泡　空卵泡综合征是指在控制性卵巢刺激后，取卵手术时无法从卵泡中获取卵细胞。在实际临床工作中，空卵泡综合征的发生概率很低。

（三）在卵泡数比较少的情况下，如何尽可能地提高试管婴儿成功率呢？

首先，需要专业辅助生殖医生的指导，选择最合适的预处理和促排卵方案，从而获得足够数量且优质的卵细胞，为获得优质胚胎做好准备。

其次，生活方式调整是非常重要的一部分。减少熬夜、保证充足睡眠、适当运动、注意饮食健康，让身体处于一个最好的状态下，再选择最合适的时机进行医学治疗。

每个人的身体都是独一无二的，并不是所有基础卵泡少的人都用同一个促排卵方案，而是需要根据卵巢储备和对药物的反应情况进行个体化治疗（图 5-7）。

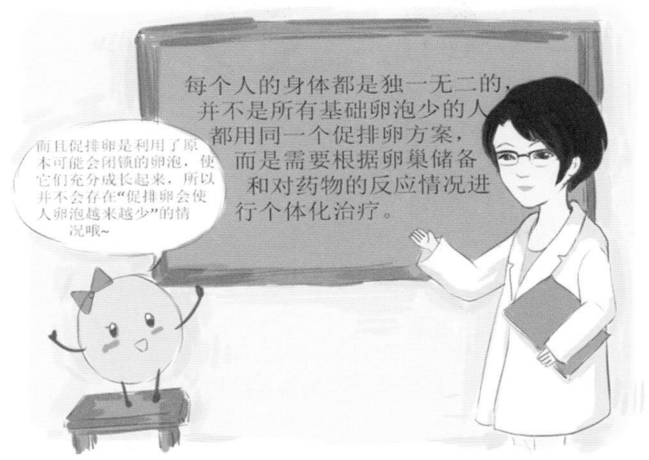

图 5-7　制订个体化促排卵方案

而且促排卵是利用了原本可能会闭锁的卵泡，使它们充分成长起来,所以并不会存在促排卵会使卵泡越来越少的情况。

十二、卵泡少对做试管婴儿有什么影响?

俗话说，授人以鱼不如授人以渔，正题之前先来学学“渔”。养鱼要先有鱼苗，日日精心喂养，鱼儿长大后一网撒下去，捕捞的鱼儿们各个肥硕鲜活，烹饪出一盘色香味俱全的红烧鱼。那么如果最初的鱼苗少，捕捞难度增加，那么红烧鱼还吃不吃得上呢？养卵如养鱼，把基础卵泡比作鱼苗，促排卵药比作鱼食，获卵如捕鱼，鱼苗多鱼食好才能收获多多（图 5-8）。获卵数多少是建立在基础卵泡数以及对药物的反应之上的。

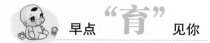

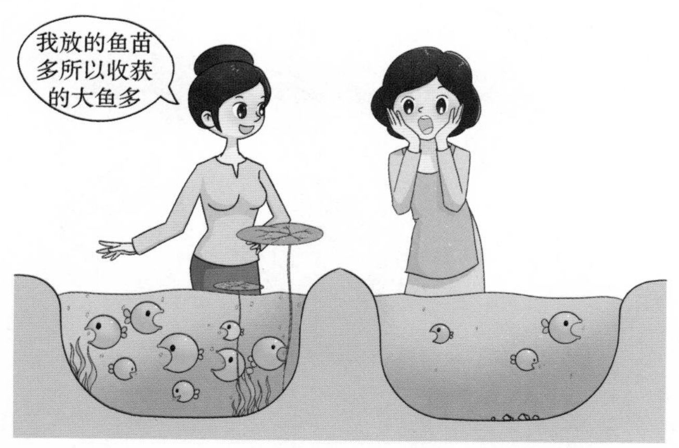

图 5-8　获卵数与卵巢窦卵泡个数有关

对于新鲜胚胎移植，需要合适的获卵数（9 ~ 15 枚）才能获得最佳妊娠率，减少超生理状态的雌孕激素作用对内膜的影响。随着冷冻技术的发展，冻胚移植被广为接受。往往患者希望收获更多卵子，“取卵一次就足够”。新鲜胚胎移植后，富余的冻胚可在将来复苏后移植入子宫。研究表明，在安全范围内，卵子数越多，移植 D3 卵裂期胚胎或囊胚机会增加，在单个取卵周期获得总的怀孕概率就越高，而流产率并不随着卵子数增加而增加，两次活产（一次移植活产后

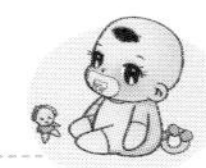

再次移植获得活产）率增加。所以，“取卵一次就足够”的方式，压力感最低，是医患双方共同追求的目标。获卵数超过 4 枚，鲜胚移植后活产率已经很可观，相信大多数人都可以达到这个水平了。获卵数 10 枚及以上是比较满意的情况，可以摆个全鱼宴。在获卵数较少（4 ~ 9 枚）时，怀孕结局依然不会差太多。当获卵数极少（1 ~ 3 枚）时，鲜胚移植活产率显著下降，这种情况常见于高龄妇女或卵巢早衰的妇女，或许由于年龄带来的卵巢衰老，或许存在病理和遗传等因素，卵巢功能差，卵巢对内外源性激素反应不良，获卵数减少，卵子质量下降，妊娠率下降，平均治疗费用增加。因此，卵泡数量极度减少，对治疗的影响是全方位的。如同我们拥有的鱼苗少，又不健硕，成长起来的鱼更少，有些看起来病恹恹，让鱼宴之梦如同镜中花水中月。

可是，一盘红烧鱼只需要一条肥美之鱼，怀孕只需一枚给力的胚胎。获卵数如此之少了，养囊胚和胚胎活检都已并非明智之举，一个可移植胚胎的发育潜能是难以定论的。获卵少，若能形成优良胚胎，就有移植机会，就有可能怀孕分娩。有些患者获卵数少，胚胎少而精，同时子宫内膜容受性良好，可能幸运地成功怀孕。有的患者胚胎不少，但质量欠佳，如果子宫内膜容受性不佳，则可能遭遇反复移植失败。卵子的数量固然重要，卵子的质量则更重要。如何提高每一颗卵子的质量日渐成为生殖领域的重要课题之一。

卵泡少的患者，需要精细的个体化促排卵方案，需要借助内源性性激素，而并非全靠外源性激素过度使用。分段治疗方案即先攒胚胎后冻胚移植可以提高累计妊娠率。“养卵三个月”，调整饮食、管理体重、生长激素长程治疗、辅助药品、中医治疗等均有不同程度的改善作用。值得注意的是，年龄依然是影响卵子质量的最关键因素，切不可盲目迷信辅助生殖技术而忽视适龄生育对自身健康、家庭和社会的重要性。最后，无论卵泡多少，助孕都需要善于调整心态，克服焦虑，合理化期待值，以平和的心态进行治疗。

十三、试管婴儿中为什么会促排卵失败?

自然月经周期中，垂体每月释放的促性腺激素刺激一批卵泡发育，最终只有一个优势卵泡发育成熟并排卵。而“试管”为了提高经济效益，尽量在促排一个周期内让患者获得适量的质量好的卵子，从而增加临床妊娠率。采用控制性超促排卵，顾名思义，即在可控制范围内，使用外源性促性腺激素，增加每周期卵泡的募集，解除机体每周期只有一个优势卵泡发育成熟的“设置”，从而使多个卵泡同时同步发育并成熟。

大多数接受试管婴儿助孕技术的患者都能在一个促排周期内获得多个成熟卵子，并成功受精，形成质量较好的胚胎。而有少部分患者，往往在一个促排周期内不能获得卵子或获得个数极少卵子且质量差，不能受精或不能正常受精形成胚胎。原因是什么呢?

不难发现，这样的患者居少数，大部分是高龄或者卵巢早衰患者。阅读过之前文章的你肯定了解到，女性 35 岁以后生育能力直线下降，卵巢内可用的卵子数量、质量均明显

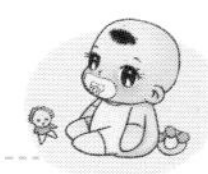

减少。“巧妇难为无米之炊”，极差的卵巢功能，即便是用最好的药，增加用药剂量，也难以获得满意的获卵数。并且，衰老是不可抗拒的自然力量，“已逝”的卵子不能复得。那么，这样的患者就要放弃了吗？不一定，有些患者，卵巢功能还没有到完全没希望的程度，有经验的医生可能会摸索其他促排卵方法，每个人对不同药物的敏感性不同，有可能改变一种促排方式，可以获得最优结局。除此之外，患者的心情、身体状态也会在一定程度上影响促排卵的结局，所以，如果促排卵失败了，调整好心情，配合主管医师，遵嘱行下一个治疗方案。

十四、试管婴儿促排有什么副作用？

生殖科医师根据患者个人情况，量身定制促排卵方案。促排卵药物大多是激素，人们闻“激素”色变。知则不惧，下面我们简要解读一下大家非常关切的促排卵药物的副作用。

（一）促排卵药物过敏反应和注射部位反应严重吗？

促排卵药物含有辅料和赋形剂，可能导致过敏反应，常见的是轻度至重度注射部位的疼痛、红肿、淤血等注射部位不适，准妈妈们多能耐受。

（二）超生理激素水平对身体有影响吗？

为提高试管婴儿成功率，需要获取合适数目的卵子（10 ~ 15 个），多卵泡发育带来雌孕激素水平的超生理状态。有些患者会感到头晕、恶心、腹胀、乳房胀痛、体重增加等。另外，有些患者需要先降调节，雌激素下降，出现情绪低落、阴道干涩、免疫力下降等症状。但停药后使用雌激素治疗、补充维生素 D、加强营养等，症状可以得到缓解。

（三）促排卵能够引起卵巢过度刺激综合征吗？

获卵数并非越多越好，有些高反应患者，由于卵子过度发育，容易出现卵巢过度刺激综合征（ovarian hyperstimulation syndrome，OHSS）。表现为卵巢囊性增大、尿量减少、腹 / 胸腔积液等，严重时心肺功能异常、肝肾功能受损、血栓形成等，严重者危及生命。随着近年来促排卵方案的优化、拮抗剂方案的普及、严密动态检测、胚胎冻存、OHSS 预防和诊疗管理的加强等，已罕见严重的 OHSS。

（四）促排卵药会加速卵巢衰老吗？

每个自然月经周期都会有一批小卵泡被募集发育，自然状态下只有 1 ～ 2 个卵泡能够得天独厚主导化，其他卵泡萎缩。而在促排卵中，外源性促性腺激素持续供应，挽救了原本要萎缩的卵泡，并未加速卵泡池的募集释放速度，也不会加剧卵巢衰老。取卵术后有些患者会发现月经推迟，大多可以在 2 ～ 3 个周期后恢复正常。

（五）促排卵药物会致畸和致癌吗？

至今为止，尚未有促排药物致畸作用的报道。尚未确定用促排药物是否会增加不育妇女发生生殖系统肿瘤的概率。促排药物可能会导致子宫肌瘤的增大、变性等，需由医师定期监测，恶变的概率极小。

做试管促排之前，每个患者要例行术前检查，若出现异常需要相应专科会诊评估和治疗，以保证患者能够耐受促排

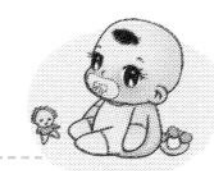

卵药物。医师遵照促排药物的适应证和禁忌证，并结合临床实践合理使用，将促排药物剂量控制在安全范围内，优化治疗效果，避免不良反应，筑牢安全壁垒。

十五、什么样的促排卵方案才是最适合自己的?

自然周期中，女性的卵巢中每个月都有一批卵泡“苏醒”并开始发育。正常情况下，不同卵泡对激素的敏感度不同，所以在一个自然月经周期，仅会有 1 ～ 2 枚卵泡“脱颖而出”，走向成熟和排卵。

但是，茫茫“卵”海，我们不能准确地知道这一枚优秀的卵子具体什么时候排出，“捕捉”到它的可能性就降低了许多，而且其他缺乏“养料”的卵泡也会萎缩然后消失……

所以，在试管婴儿技术的促排卵过程中，我们通过外源性“养料”供应给予卵泡足够的生长条件，让这一批卵泡“阳光普照，雨露均沾”，以这种方式培育出一大批卵子。

那么，问题来了，促排卵方案眼花缭乱，听说过的就有近数十种，怎么样才能知道哪种适合自己呢？是不是直接看价格选择就行了？今天我们就给大家讲讲，如何正确地选择适合自己的促排卵方案。

首先，我们来看看促排卵方案都有哪些？激动剂长方案、拮抗剂方案、超长方案、短方案、微刺激方案、黄体期促排方案、高孕激素状态下促排卵方案、自然周期方案……是不是有点懵圈了。没关系，我们先来为大家讲解几个常用的促排卵方案。

（一）激动剂长方案

激动剂长方案是最常用的促排卵方案之一。适用于卵巢功能正常、对促排药物会产生适当反应的患者。激动剂长方案促排卵的优点是降调节充分，控制性促排卵效果比较好，特别是对于卵巢功能正常的女性优势明显，效果也比较好。

（二）拮抗剂方案

拮抗剂方案属于促排卵方案中的新生代，虽然出现时间比其他方案晚一些，但目前临床应用与日俱增。适用于卵巢功能正常以及卵巢功能差的患者，更加适用于多囊卵巢综合征的患者。这个方案用药的时间也比较短，前后大约 10 天，卵巢过度刺激综合征发生率低，临床结果良好，费用也相对较低。

（三）超长方案

超长方案，顾名思义就是需要的时间比较长的方案。一般适用于子宫内膜异位症、子宫腺肌症、多囊卵巢综合征或者普通长方案效果不佳的人，一般情况下需要 2 ~ 3 个月时间。此方案可以改善盆腔内环境，提高妊娠率。

（四）其他方案（图 5-9）

1. 短方案　主要适用于年龄大、卵巢储备差或对长方案反应不良的患者。

2. 微刺激方案　主要适用于高龄、卵巢储备差、曾患有雌激素依赖性疾病不宜大量促性腺激素促排卵的患者，以及其他方案结果不理想的患者。

3. 高孕激素下促排卵方案（PPOS 方案）　此方案适用

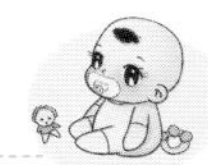

于卵巢低反应、对拮抗剂过度敏感，以及其他促排方案效果不佳的患者。

4. 自然周期方案　适用于卵巢功能极差或其他方案得不到可利用胚胎或曾患雌激素依赖性疾病，不宜促性腺激素促排卵的患者。

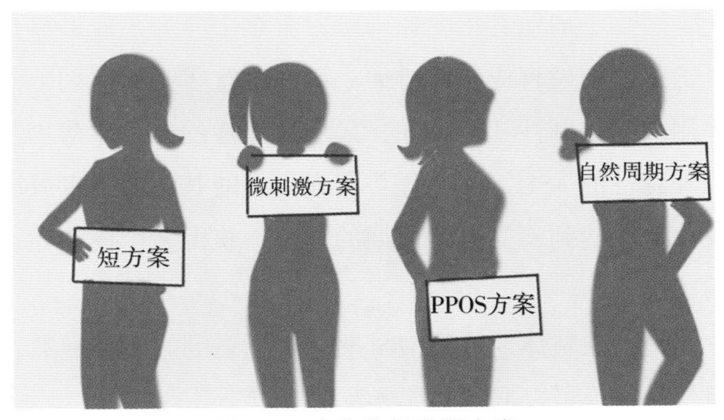

图 5-9　个体化促排卵方案

谈恋爱的时候我们知道，适合自己才是最重要的。促排卵方案的选择也是如此，和医生充分地沟通，医生会根据患者的具体情况选择一个合适的促排卵方案。这是助孕路上很重要的一步。所以，方案没有优劣，适合的才是最好的。

十六、做试管婴儿促排卵时，B 超看到几个卵泡，促排卵就能取出几个卵吗?

对于这个问题的答案是不一定。对于卵巢功能正常的女性来说，在自然周期中，在前一月经周期的黄体晚期和本次月经周期的卵泡早期，卵巢内会有一组窦卵泡（3 ~ 11 个）

在卵泡刺激素（FSH）的作用下一起进入生长发育轨道，这一过程称为募集。募集后卵泡的生长主要依赖促性腺激素，尤其是FSH，只有FSH水平达到或超过一定阈值时，卵泡才能继续生长，FSH阈值最低的一个卵泡，也就是对FSH最敏感的一个卵泡将优先发育成优势卵泡，而其他卵泡将逐渐闭锁。一个周期募集的卵泡可以有多个，但一般最终只有一个优势卵泡发育成熟并排卵。而在试管婴儿的周期中，需要采用的是控制性超促排卵，采用外源性的促排卵药物，大多是外源性的FSH，使除优势卵泡以外的其他卵泡也可以继续发育，以达到不受自然周期的限制、获得多个成熟卵子的目的。

但是，在黄体期或卵泡早期超声下看到的窦卵泡数，不一定就是最终可以取到的卵子数。有以下几点原因：

1. 超声的误差　窦卵泡的直径仅为2 ~ 5mm，不同的机器、不同的切面以及不同医生看到的窦卵泡数可能不同。直径较小的窦卵泡可能会看不到，而卵巢内的小血管、小囊肿也可能会被误认为是窦卵泡。

2. 每个卵泡对FSH的敏感性不同，每个患者对促排卵药物的反应性也不同　起始的促排卵药物剂量是医生根据患者的年龄、BMI、基础的生殖激素水平、窦卵泡数等计算出来的，只是一个经验性用药，每个患者的反应不尽相同，因此不一定每个卵泡都可以同步发育同时成熟。

3. 取卵时的损失　一般是“夜针”后的34 ~ 36小时取卵，但是一些患者，尤其是卵巢功能减退的患者，可能会存在提

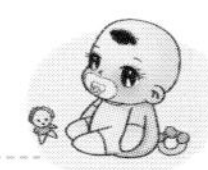

前排卵或者空卵泡的现象，导致取到的卵子数量小于之前超声监测到的卵泡数。还有的患者可能由于肥胖、卵巢位置不好等原因，影响取卵手术操作，导致卵子的损失。

为了能够取到最为合适的卵泡，选择试管婴儿技术助孕的女性一定要遵医嘱定期监测血激素水平和 B 超，按时打促排卵针和“夜针”。

十七、试管婴儿技术中怎样判断卵子质量?

试管婴儿技术执行过程中，由于不是每个卵子都能受精，不是每个受精卵都能发育成有活力的胚胎，因此要从女性体内获得多个卵子，才能保证有可以移植的胚胎，这就需要对女性进行促排卵治疗。

在促排卵中，影响卵子质量的内在因素包括：患者的年龄、不孕原因和卵巢储备。卵子质量的外部因素包括过度的卵巢刺激可能会损害卵子质量。在临床中，通常通过雌激素来判断卵子的质量，例如，一个成熟的卵泡相对应的雌激素约在 300pg/ml，若雌激素低于 200pg/ml，提示卵子质量可能较差。在胚胎培养室里，对于卵子的质量又是不一样的评估方法。卵母细胞的成熟主要包括细胞核的成熟和细胞质的成熟（见图 5-10）。当卵母细胞与透明带之间出现缝隙，第一极体在卵周间隙释放，宣告了卵母细胞核的成熟，即卵母细胞进入第二次减数分裂中期（MII 期）。细胞质成熟后卵母细胞呈现出颗粒细胞排列稀疏、放射冠半透明的形态学特征。成熟的细胞质应清晰、结构均一，内部的颗粒均匀清楚。

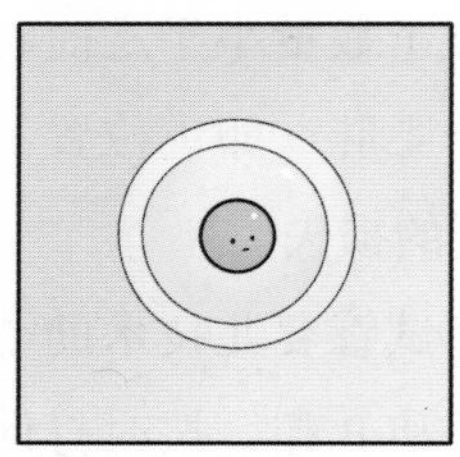
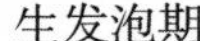
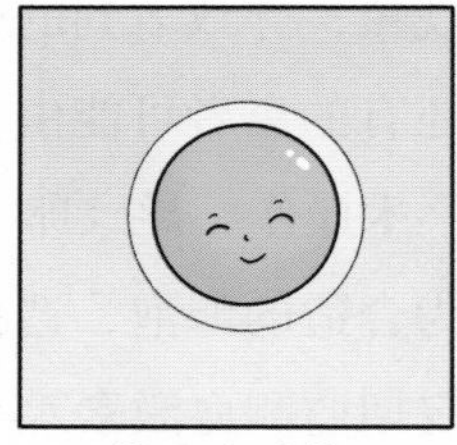
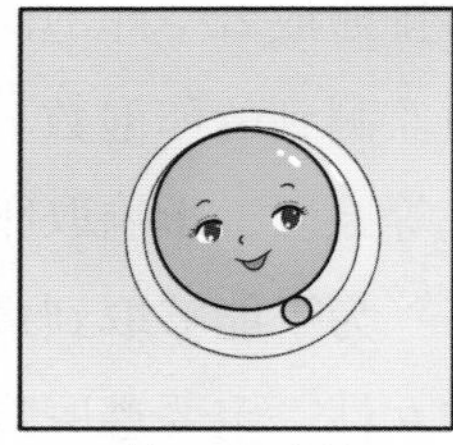

生发泡期　　第一次减数分裂期　　第二次减数分裂中期

图 5-10　卵母细胞的逐渐成熟

根据卵丘细胞的数量和扩张的程度将卵丘－放射冠形态分四级。一级为生发泡期（GV 期），二级为第一次减数分裂期（MI 期），三～四级为 MII 期，级别越高，卵细胞的成熟度越高。

十八、如何提高卵子质量？

常有人说起最适生育年龄是 25 ～ 30 岁，此时女性的卵巢功能和身体机能都处于较好的状态。一旦年龄增大，尤其是 38 岁以后，卵巢功能急剧下降。那么，在现有的年龄阶段，如何来提高自己的卵子质量呢？

（一）规律作息、保证睡眠充足

经常上夜班、熬夜的女性，容易月经失调、脸上长痘痘。这是因为作息紊乱后，女性的神经内分泌失调，垂体和卵巢作为内分泌系统的一部分，其功能自然将受到影响，进而影响卵泡的生长发育，表现为月经失调。所以，有生育要求的女性一定要规律作息，不要熬夜，保证睡眠充足。

（二）健康减重、胖瘦适度

过胖和过瘦的体重都会影响到卵巢功能。过胖的女性容

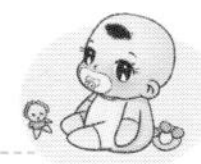

易合并代谢相关疾病，如胰岛素抵抗、骨质疏松、维生素 D 缺乏、高脂血症、脂肪肝等。这些疾病将影响到卵巢激素的分泌和代谢，直接影响到卵子的质量。过瘦、过度的运动或体重突然大幅下降，也会影响卵巢功能，导致排卵不规律或无排卵。这是因为卵巢合成雌孕激素的原料来自脂肪组织，脂肪组织缺乏或急剧下降，无法供给原料，卵子自然长不好。所以，有生育要求的女性一定要保持体重或 BMI 在正常范围，适当运动，健康减重。

（三）良好的身体状态

此处主要是指女性身体的内环境状态。当存在甲状腺功能异常、高泌乳素血症、高雄激素血症、高胰岛素血症或胰岛素抵抗、异常的凝血状态或免疫状态时，在这些异常的内环境状态下，卵子很难长得健康，应该先积极治疗。

（四）心情愉悦

紧张、焦虑等不良情绪出现时，神经系统其实在分泌有害物质，神经系统和内分泌系统紧密相连，这必定会影响内分泌系统，也会影响到卵泡的生长发育。很多女性朋友可能深有体会，在高强度的、紧张的工作时，容易出现闭经或月经紊乱的情况。等到这部分工作结束，心情放松下来后，月经也恢复正常了。所以，有生育要求的女性一定要保持愉悦的心情，尽量避免不良情绪或过大的精神压力的干扰。

（五）辅助用药

不少女性朋友，尤其是年龄偏大的女性朋友在问，卵巢功能不好了，有没有什么药物是可以治疗的、逆转的。很遗憾地告诉大家，目前并没有发现或研制出“返老还童”神药。随着年龄增加，卵巢功能下降，卵子质量也下降。我们尝试通过使用脱氢表雄酮（DHEA）、辅酶 Q10、生长激素等药物或保健品来改善暂时改善卵子质量。这类产品主要通过补充卵子生长所需要的原料、减少卵子细胞器的氧化或促进窦卵泡生长和线粒体功能等，来改善卵子质量。对于维生素 D 缺乏的患者，适当补充外源性维生素 D 和晒太阳也有益于卵泡的生长发育。

然而，目前辅助药物具体的作用机制不是完全清楚，这类药物并非对所有的女性都有作用，到底该不该用，需要就诊咨询医生。

（六）促排卵治疗

有少部分女性出现反复的胚胎停育或自然流产，在排除其他原因之后，就应该考虑卵子本身质量不好，此时可以考虑促排卵治疗。这部分女性缺乏正常排卵机制或调节机制，通过药物促排卵之后，卵子质量能得到提高，往往可以获得较满意的妊娠结局。

（七）胚胎培养室的个体化培养

对因为某些原因接受试管婴儿治疗的女性，尤其是高龄女性，卵子取出后，送到胚胎培养室对卵子的个体化培养。胚胎学家获得不孕女性的卵丘细胞团之后，通过综合评估，对不同卵子进行不同的培养，以提高卵子的质量，进而提高受精率和卵裂率，得到更多的优质胚胎。

通过了解这些改善卵子质量的方法，我们可以针对性地

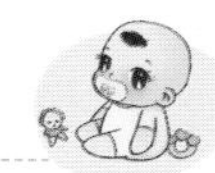

采取多种措施提高卵子质量。为了得到一个健康的宝宝，让我们现在行动起来！

十九、什么是胚胎移植？

胚胎移植（ET）是将体外受精后形成的宝贵胚胎移植入宫腔，是受孕的关键性步骤（图 5-11）。胚胎移植根据胚胎是否经过液氮罐零下 196℃冷冻分为新鲜胚胎移植和冻融胚胎移植，根据胚胎在体外的发育天数又分为第 3 天卵裂期胚胎（D3）移植和囊胚（D5 或 D6）移植，有些患者经历序贯移植等复杂方案，均由医生和患者根据个人情况来共同决定。

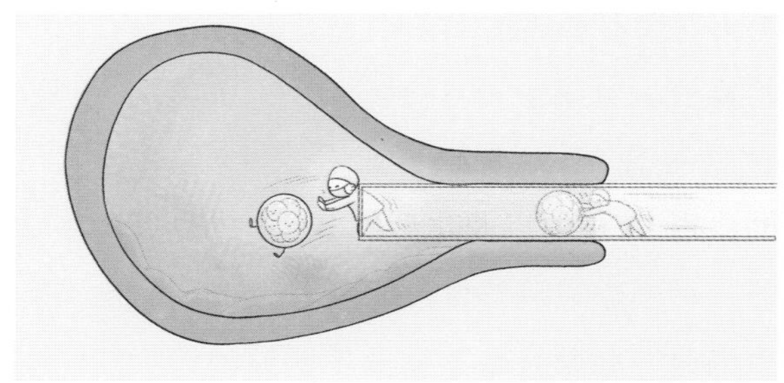

图 5-11　胚胎移植

（一）胚胎移植手术过程

胚胎移植前，患者需要适度憋尿充盈膀胱，这有利于医生经腹部 B 超下观察子宫的大小、位置和形态等，迅速判断移植管的方向和放入胚胎的位置。随后，医生用精细的移植套管，在胚胎学家、护士的协助下，将胚胎移植入子宫腔。由于移植管沿着阴道—宫颈—宫腔的自然管道走形，在没有严重生殖道畸形、肌瘤压迫等异常情况下，1 ~ 3 分钟之内可以顺利完成，手术本身危险系数极低，有些患者可能并无感觉就发现医生已经完成移植过程。对于某些移植套管插入困难者，需使用硬芯帮助移植，痛感极低。

（二）移植后的胚胎情况

进入宫腔的微滴犹如小米粒，宫腔线紧密贴合，将微滴稳稳包裹在宫腔。胚胎比针尖更小，却有旺盛生命力，在宫腔游泳寻觅附着处，然后植入肥沃的子宫内膜中，发育成胎儿。尽管胚胎被直接植入子宫腔，由于输卵管因素、子宫内膜因素、胚胎自身因素等情况，偶有胚胎游走到宫外导致异位妊娠的情况，依然需要患者保持警惕。

（三）胚胎移植后的结局

胚胎移植后着床于子宫内膜，胚胎滋养层细胞分泌人绒毛膜促性腺激素（HCG）入母血中。常规在移植后 12 ~ 14 天根据抽血查 HCG 值以及之后的 B 超检查，判断生化妊娠、临床妊娠或者妊娠失败等待月经来潮。母体因素、精子因素、母胎免疫因素、胚胎自身因素及不明原因等均能影响胚胎移植的结局。有些不孕症的伴随因素比如肥胖、高血压、高血糖、代谢障碍综合征等，可能增加孕产期合并症风险，这些患者在备孕期间应听从医生的指导，加强预防措施，优化妊娠结局。

二十、如何评估胚胎质量？

（一）为什么要把胚胎分成三六九等？

按照胚胎评分将其分级，一方面，是为了增加试管婴儿

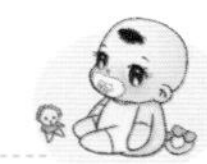

的成功率。医生在为患者进行促排卵后，理想状态下获取10 ~ 15枚卵子，但是并不是所有的卵子都能长成好的胚胎。有研究也表明，大剂量的药物会增加卵子基因异常的概率，一批卵子形成的胚胎质量往往参差不齐。另一方面，胚胎分级是为了降低移植失败或者流产的风险，为减轻患者的心理负担和减少患者流产后带来的生理上的痛苦，选择优质的胚胎移植就显得极为重要。这样的优胜劣汰，为准父母们节约了时间和金钱成本，由此可见，胚胎时期就已是竞争激烈，适者生存了。

（二）胚胎的评分过程是个怎样的体验？

胚胎的发育是个动态的过程，在培养室中，胚胎学家首先要判断精子与卵子是否结合，形成了受精卵。接着还需观察，正常的受精卵是否分裂发育，第1 ~ 3天的胚胎发育为卵裂期胚胎，第5 ~ 6天就有可能发育至囊胚（图5-12）。在第3天、第5天、第6天的时候，胚胎学家均需要按照一套标准来对胚胎进行形态学的评价，得出评分。

卵裂期胚胎的评分系统与囊胚的评分系统是不一样的。

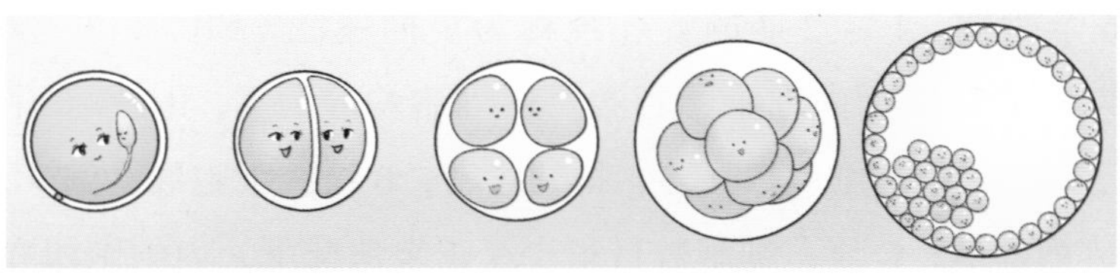

图5-12　受精卵发育成胚胎

1. 卵裂期胚胎评分　按照受精卵分裂的规律，胚胎生长到第 3 天应该具有 8 个细胞。但在实际培养过程中，胚胎发育快慢不一，一般认为具有 6 ~ 10 个细胞的胚胎都具有较好的发育潜能，可用于移植。超出这个范围的建议继续培养，如果培养形成囊胚也可用于移植。胚胎在分裂过程中，产生的一些大小不一、胞质不均一的小小细胞（体积明显小于卵裂球），称之为碎片。碎片程度越低，胚胎发育潜能越好。胚胎内卵裂球大小是否均一及对称？理论上，卵裂球进行一次分裂，胞质均匀等量分到两个子卵裂球中；如果不是均一分配，会出现卵裂球大小差异明显的现象。

2. 囊胚期的胚胎评分　与上述培养到第 3 天的卵裂期的评分方法不同，培养到第 5 天的囊胚主要是由囊胚腔、内细胞团、滋养外胚层组成。内细胞团将来发育成胎儿，而滋养层细胞将来分化发育为胎盘，为胚胎的着床及后续发育提供营养。

目前应用最为广泛的是 Gardner 提出的囊胚评价方法，从囊胚腔的扩张状态、内细胞团和滋养外胚层的发育对囊胚进行评估。根据囊胚腔的大小和是否孵化，将囊胚发育分为 6 个时期，1 ~ 2 期的囊胚统称为早期囊胚（EB），3 ~ 6 期的囊胚根据内细胞团和滋养层细胞均分为 A、B、C 三个等级，A 级：细胞数目多，排列紧密；B 级：细胞数目偏少，排列松散；C 级：细胞数目很少。正常情况下，内细胞团和滋养层细胞评分均为 C 级（CC）及以上的囊胚可以用来冷冻或者移植，比 CC 更差的囊胚建议放弃。

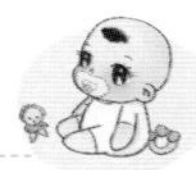

依靠外观来评判胚胎的质量虽然存在一定的主观性，但形态学评分是辅助生殖技术中应用最普遍的挑选胚胎的方法。依靠经验和数据统计得出的结果也表明，这是一种较为有效的方法，基本可与临床妊娠结局相匹配。但是，即使外观最漂亮的胚胎也不能代表成功率一定 100%。有的患者胚胎质量特别好，但移植后却没有怀孕，这也是可以理解的，因为怀孕是一个非常复杂的过程，除去胚胎质量，女方年龄、子宫内膜的环境、母体激素水平及免疫状况都会影响受孕。

“路漫漫其修远兮，吾将上下而求索”，虽然最近几十年辅助生殖技术飞速发展，但更精准的评估方法仍需要很长的时间来探索。

二十一、什么是可移植胚胎?

目前我们主要从形态学观察胚胎对其进行评分。对于卵裂期胚胎，评分的内容包括细胞数、细胞均一性、细胞碎片比例。对于囊胚，评分的内容包括囊腔大小、内细胞团致密程度和滋养层细胞数。

前面已经具体谈过胚胎的评分，在此不再赘述。接下来，以第 3 天的卵裂期胚胎为例举例说明哪些是可移植胚胎，哪些胚胎不适合冷冻或移植。

图 5-13 中所示的是 8 细胞胚胎，卵裂球细胞均一性较好，无碎片，可以评到 3 ～ 4 分。这样的胚胎我们认为具有较好的发育潜能，可以进行移植或冷冻。

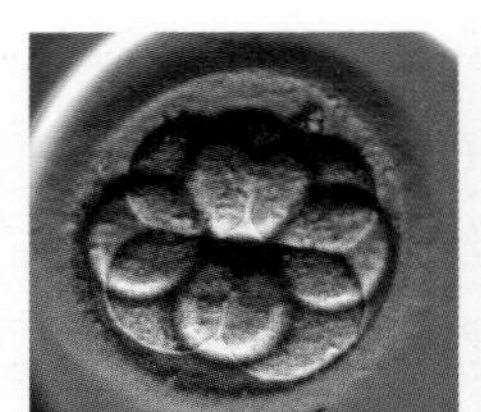
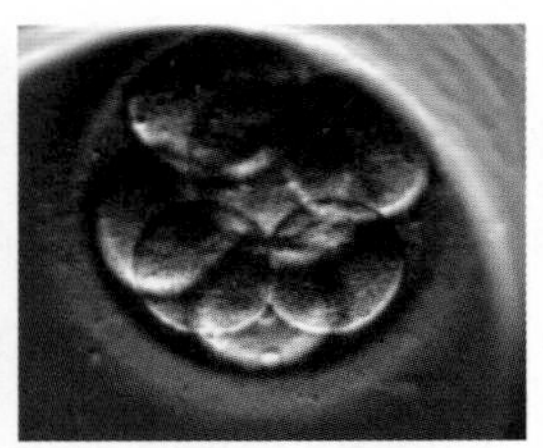

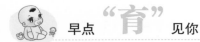

图 5-13　第 3 天分裂期胚胎，两图均为 8 细胞胚胎

图 5-14 中所示的是 6 细胞胚胎，第 1 个是没有细胞碎片的，而第 2 个碎片较多。第 1 个 6 细胞胚胎可以用于冷冻或移植。第 2 个 6 细胞则不适合冷冻或移植，因为碎片较多，发育潜能可能稍差，可以继续培养，如果能培养成囊胚，此时再进行移植或冷冻。

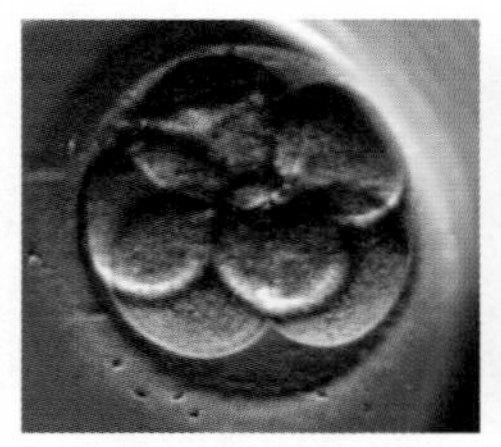
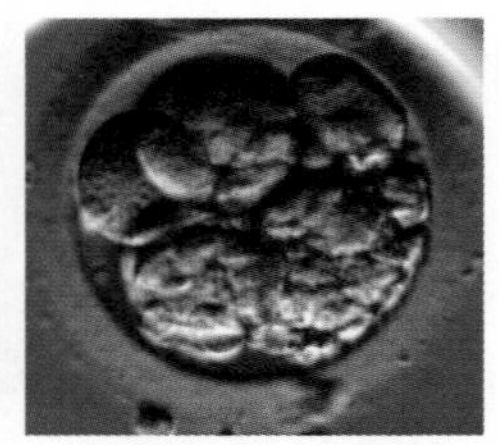

图 5-14　第 3 天卵裂期胚胎，均为 6 细胞胚胎，右图胚胎碎片较多

图 5-15 中所示的是 4 细胞胚胎，但对于第 3 天的胚胎来说，细胞数是偏少的，一般认为第 3 天合适的细胞数为 6 ~ 10 个，在第 2 天时细胞数为 2 ~ 6 个都是可以接受的。在没有更好的选择时，这样的 4 细胞胚胎可以用于冷冻或移植。但是，如果伴随较多的碎片，碎片超过 50%，则不再适合冷冻或移植。

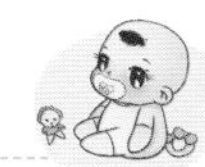

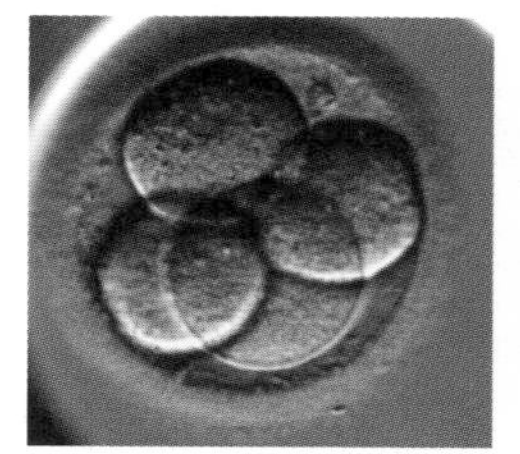

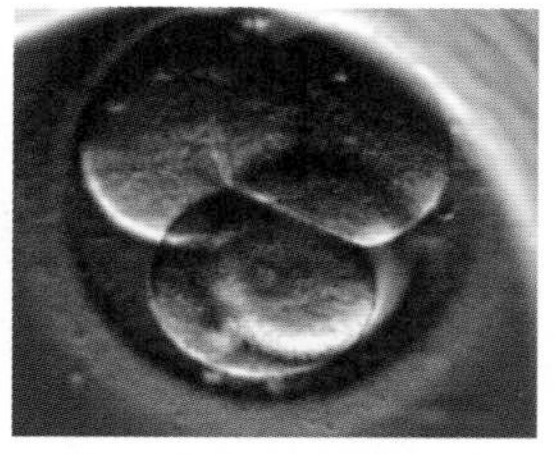

图 5-15　第 3 天卵裂期胚胎，均为 4 细胞胚胎

图 5-16 中所示的第 1 个是 3 细胞胚胎，有少量碎片；第 2 个是 2 细胞胚胎，没有碎片。这两个胚胎都是不能用于移植的，因为细胞数太少，发育太慢，没有发育潜能可言。

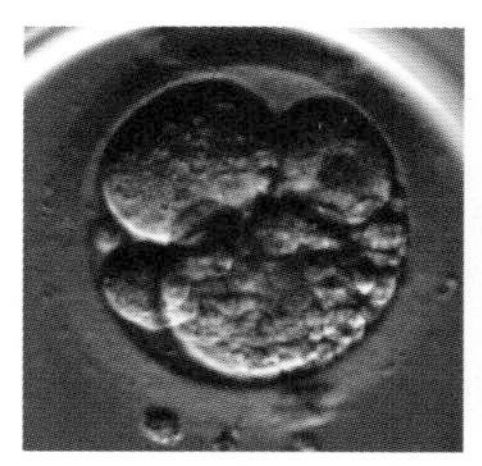

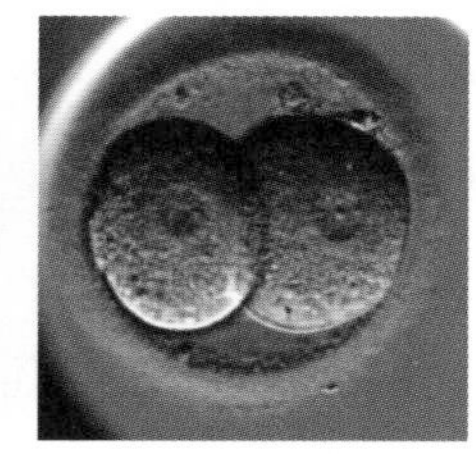

图 5-16　第 3 天卵裂期胚胎，左图为 3 细胞胚胎，有碎片，右图为 2 细胞胚胎

图 5-17 中所示的这个胚胎可见数个卵裂球和许多小碎片，碎片＞ 50%，这说明细胞分裂不好，几乎无发育潜能，这样的胚胎不适合移植或冷冻。

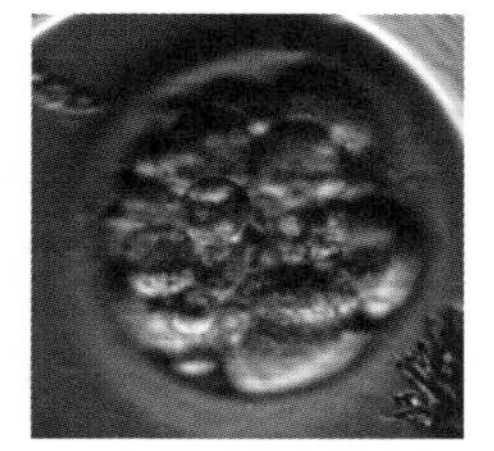

图 5-17　第 3 天卵裂期胚胎，碎片较多（＞ 50%）

在这里，第 3 天胚胎对细胞数的要求为 6 ~ 10 个。细胞数＜ 4 细胞的胚胎则直接丢弃；大于 10 个细胞的胚胎，如果碎片不多，可以继续培养，如果碎片较多也将被丢弃。因为看到的所谓细胞其实就

是碎片。

我们对碎片的定义为，直径小于正常卵裂球的1/3的小泡。一个胚胎如果碎片超过50%，则不会列入可移植胚胎行列，也无法继续培养。如果碎片在20%～50%之间，可以考虑继续培养，但是很少进行移植或冷冻。如果碎片小于20%，细胞数在6～10之间，可以考虑用于冷冻或移植。从这些可移植/可冷冻的胚胎中，再挑选最佳的胚胎。

为什么细胞数太少或碎片太多的胚胎不适合移植或冷冻呢？因为这些胚胎注定没有发育潜能，进行移植或冷冻需要花费不少钱，那么患者的成本效益就很低了。明知没有可能还继续，满怀希望转变为失望，对患者会有一定的打击。

另外，没有发育潜能的胚胎在进行冷冻和解冻时，可能无法复苏。而发育潜能好的胚胎经过冷冻和解冻，复苏后跟冷冻前是毫无差别的。复苏失败其实还是跟胚胎本身的质量有关。

二十二、多原核受精卵是怎样形成的？

在辅助生殖病历的胚胎培养记录表中，常常会在第一天的观察中看到≥3个原核（pronucleus，PN）的受精卵，这些受精卵被认为是异常受精的胚胎，不能用于移植。这种情况在有些患者的胚胎中发生率很高且在不同促排周期反复出现。无论受精方式为体外受精（IVF）或单精子注射（ICSI），均可能生成≥3PN的受精卵，这到底是什么原因呢？

PN就是包含父方或母方遗传物质的颗粒。正常受精卵

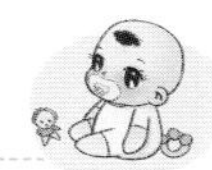

有两个原核（二倍体），即雄原核和雌原核，而异常受精卵有≥ 3PN。对于其发生机制，比较容易理解的就是多精子受精，由于卵细胞缺陷或其他原因导致一条精子与卵结合后卵细胞不能马上阻止其他精子结合，从而形成多原核（多倍体）受精卵。

单精子胞浆内显微注射（ICSI）的患者出现 3PN 的原因是什么呢？可能的机制主要有 3 种：①减数分裂中，卵的第二极体未排出，最终形成三倍体受精卵；②第二极体已排出，但并非 23 条染色体都排出了（染色单体分离不完全），剩余在卵子里的染色体形成了另一个雌原核导致亚三倍体受精卵的形成；③第二极体排出正常，但卵内的 23 条染色体异常分离，导致多个雌原核的形成。这些假说只建立在卵细胞和精子携带正常染色体的情况，但实际上精子和卵子本身可能就存在染色体倍数的异常增加或缺失。所以在实际操作中，很难分辨出现多 PN 的受精卵是由于哪种机制导致的异常。在延时摄像观测技术下可以发现部分异常原核的形成过程。相关研究显示，在 IVF/ICSI 过程中反复出现全部多原核受精卵，可能与某些基因的差异表达有关。除遗传因素外，有研究称促排中卵细胞过熟，或卵细胞受到高温刺激也会增加多 PN 的形成。

多 PN 胚胎本身不具有移植价值，多 PN 胚胎形成率高的患者往往预后不佳。现在有研究利用显微技术干预原核的形成，或者移除未排出的第二极体等，从而产生正常 PN 的胚胎，但目前尚未发现更改后的胚胎在着床率和活产率上有显著的提高，而且这种方法并不适用于原核异常分裂的情况。

小小的原核承载了重要的遗传物质，是胚胎正常发育的源头。相信随着技术的发展，多原核的机制会进一步补充，异常受精卵的修改技术也会进一步发展和完善。

二十三、什么是囊胚，什么样的囊胚质量好？

囊胚，即受精卵发育到第 5 ~ 6 天时形成的由内细胞团、囊胚腔以及滋养外胚层构成的胚胎。囊胚是胚胎体外培养的终极阶段，也是人类胚胎植入母体的阶段。相比于卵裂期胚胎，囊胚发育更加成熟并且更适合在宫腔环境中生长，所以囊胚移植可以获得较高的胚胎植入率。

囊胚评分标准：根据 Gardner 囊胚分级法对形成的囊胚进行分级。先根据囊胚的扩张和孵出程度将囊胚分成 1 ~ 6 级：

1 级：早期囊胚，囊胚腔体积 < 囊胚总体积的一半；

2 级：囊胚腔体积 > 囊胚总体积的一半；

3 级：完全扩张囊胚，囊胚腔占据整个囊胚；

4 级：扩张后囊胚，囊胚腔体积较早期囊胚明显扩大，透明带变薄；

5 级：正在孵化的囊胚，囊胚正在从透明带破裂口孵出；

6 级：孵化出的囊胚，囊胚完全从透明带中脱出。

3 ~ 6 级囊胚需对内细胞团（ICM）和滋养外胚层（TE）细胞进行评分。每个生殖中心的评分略有不同，笔者所在中心评分标准如下，ICM 评分：A 级，细胞数目多，结合紧密；

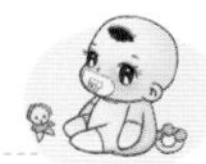

B级，细胞数目偏少，结合尚紧密；C级，细胞数目较少，结合较松散；D级，细胞数目极少。TE评分：A级，细胞数目多，囊胚四周均有细胞分布；B级，细胞数目尚可，囊胚四周均有细胞分布；C级，细胞数目较少，上皮细胞较松散；D级，细胞数目极少。将第5天或第6天评分≥3CC（ICM和TE评分均为C）的囊胚定为优质囊胚，视为可冻存的囊胚。

囊胚的培养是对胚胎的进一步筛选的过程。发育到第3天（卵裂期）的胚胎中，大部分是染色体异常的胚胎。而经过体外5～6天的培养，那些染色体异常的胚胎发育停滞或发生形态学的异常，只有少部分发育潜能良好的胚胎形成了漂亮的囊胚。在国内大多数实验室中，形态学上最优秀的卵裂期胚胎，在第3天被优先冷冻，将剩下的胚胎进一步培养，淘汰了孱弱的、有明显缺陷的胚胎，最终可以继续发育的胚胎则形成囊胚。所以囊胚的形成是胚胎自身优胜劣汰的结果，需要理性看待囊胚培养，医生会根据患者的实际情况，权衡多种利弊后，对胚胎的移植、冷冻或继续培养做出最合理的选择。

二十四、试管婴儿是移植第3天的胚胎好，还是移植第5天的囊胚好?

胚胎移植是试管婴儿中最后也是最重要的步骤，而移植胚胎的质量是影响试管婴儿成功率的重要因素。正常生理情况下，胚胎将在排卵后4～5天发育成桑椹胚至囊胚阶段时进入子宫。但在试管婴儿中，由于培养条件的限制，移植胚胎的时间差异很大，大多在卵裂期进行胚胎移植。近年来随着囊胚体外培养体系逐渐优化，有越来越多的中心在体外把胚胎培养至囊胚阶段再进行移植，那么到底是移植第 3 天的胚胎好，还是移植第 5 天的胚胎好呢？

首先，第 3 天的胚胎体外培养时间短，可以获得较多的优质胚胎，但对胚胎的选择程度有限。胚胎的形态学不一定反映胚胎的活力，而且与正常生理情况下相比，胚胎过早地进入子宫腔，与子宫内膜的发育不同步，胚胎着床之前在宫腔里悬浮一段时间，因此需要选择 2 个胚胎进行移植，增加了多胎妊娠的风险。

继续培养至第 5 天增加了一次优选过程，延长的囊胚培养导致部分染色体异常且质量差的胚胎在体外发生了自然淘汰，对于本身胚胎数量少的患者来说延长培养就会存在无可利用胚胎的风险，而对于获得较多胚胎的患者来说则是优中选优，并且提高了胚胎—子宫内膜同步性，更符合生理性着床过程。移植的时间处于黄体中期，此时女性生殖道宫颈黏液少，有利于移植的操作，且子宫收缩明显减少，大大减少了胚胎被排出体外的机会。囊胚期胚胎较卵裂期胚胎体积更大，较难向输卵管移动，可降低异位妊娠发生率。由于提高了着床率，使得单囊胚移植成为可能，因此可避免移植多个胚胎造成怀孕多胎的风险。

综上所述，不同时期的胚胎移植各有优缺点，到底是移植第 3 天的胚胎还是第 5 天的囊胚因人而异，医生会根据患

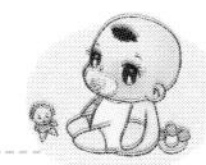

者自身的情况，包括子宫内膜、激素水平以及胚胎数量、发育情况等综合评估和决策。

二十五、在胚胎实验室中，能否分辨出胚胎是男孩还是女孩呢?

很多对试管婴儿不太熟悉的朋友都会问到这个问题，通过试管婴儿技术可以选择胎儿性别吗？也会在进行试管婴儿治疗中的患者有这样的困惑，是不是医生已经知道了性别，只是不告诉我们呢？

针对这些问题，首先要明确两点：

1. 胚胎的性别，是在精子和卵子结合的那一刻，就已经决定了。

2. 我国法律明文禁止非医学指征的性别鉴定和选择。

胚胎实验室中的受精过程，和人体中自然的受精过程，从本质上都是相同的。决定性别的染色体，一条来自卵子的 X 染色体，另一条来自精子的 X 染色体或者 Y 染色。如果一条含 X 染色体的精子与卵子结合就会形成一个女性胚胎；相应地，一条含 Y 染色体的精子与卵子结合就会形成一个男性胚胎。在胚胎培养室中，胚胎学家并不会检测精子究竟含有何种染色体，也就无从知晓胚胎的性别了。

那么，是否能从胚胎的发育情况来推断胚胎的性别呢？精子与卵子结合形成胚胎以后，不论是何种性别的胚胎，它们在体外培养的过程中，在发育形态、发育速度、卵裂方式等方面，都没有肉眼可以观察出来的差异。胚胎学家们对胚胎质量进行评估时，还无法从外观上来判断胚胎的性别。

就目前的医学技术而言，唯一能准确地判断胚胎性别的办法，就是生物学检测。但是正如前文中所提到的，在我国，只有性染色体相关遗传病的患者，才可以通过性别选择生一个健康的宝宝，而非医学用途的性别鉴定是不被法律允许的。有许多的人类遗传性疾病，如血友病，是有选择地在不同性别的后代身上发病的。这类疾病通过性别选择，可以有效地避免下一代继续患病。这种能够鉴别染色体类型，从而知晓性别的检测，仅在胚胎培养室中是无法完成的，需要遗传学基因检测的专业设备和手段才能共同完成。

二十六、零原核（0PN）的胚胎可以使用吗？

人类受精是一系列复杂的过程，精子进入卵子后，精子头部解聚形成雄原核（PN），同时卵子被激活，经过一系列转化形成雌 PN。雌性原核形成一般是同步的，在受精后最早 6 小时直至 20 小时都可能观察到雌雄原核，即 2PN，之后雌雄原核相互靠近，融合，原核消失，受精完成。因此，观察到双原核提示受精成功，雌雄原核融合是受精完成的标志。

在临床中，由于工作时间以及胚胎的培养环境问题，大多数生殖中心只在受精后 16 ～ 20 小时观察原核的情况。若未观察到原核，可能存在于以下几种情况：①原核发育偏慢，受精时间延迟，观察时间内尚未形成原核。②原核发育过快，在观察时间内卵子已经完成受精，原核已经融合、溶解。以上这两种情况其实卵子成功受精，最终可以获得正常胚胎。

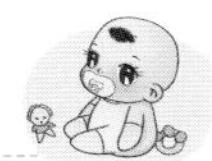

③卵子未受精。部分 0PN 可以发育卵裂期及囊胚期，其形态及胚胎发育速度与正常受精的 2PN 来源的胚胎相似，但它不是正常受精而来并不确定。

在临床工作中，会优先选择 2PN 来源的胚胎进行移植，但有的时候，特别是对于年龄偏大、卵巢功能下降的患者，不能获得足够的 2PN 来源胚胎，那么这时，0PN 来源的胚胎能否移植，是否安全呢？

Ming Li 等为了探究 0PN 来源胚胎的价值，比较卵裂期 0PN 胚胎、囊胚期 0PN 胚胎与相应 2PN 胚胎的妊娠结局。其中 0PN 卵裂期 / 囊胚期胚胎共 368 个。研究发现，卵裂期胚胎中，0PN 胚胎妊娠率显著低于 2PN 胚胎，而囊胚期胚胎中，0PN 胚胎妊娠率与 2PN 相似。研究认为，胚胎自卵裂期发育到囊胚期，也是选择与淘汰的过程，当胚胎本身存在问题，那么它很难进一步发育为囊胚，延长体外培养的时间，可以逐渐筛除非二倍体胚胎，增加正常胚胎的比例。最终，该研究 0PN 来源的胚胎中，共有 44 个宝宝出生，全部健康，认为 0PN 胚胎是安全的。

其他研究中，Manor、Malcov 等分析了 0PN 胚胎，发现部分 0PN 的胚胎是正常二倍体，认为可以用于胚胎移植。但是目前关于 0PN 胚胎的研究相对较少，0PN 来源胚胎移植的安全性仍需要大样本的研究和长时间的随访。一般情况下，0PN 来源的卵裂期胚胎不会进行移植，会继续体外培养至囊胚期才会进行冷冻保存。如患者无 2PN 胚胎时，在其充分知情同意的情况下，可以移植 0PN 胚胎。

另外，近年兴起的延时摄像胚胎观测技术（Time-lapse）能动态观察胚胎发育，其图像采集间隔时间短且固定（时间间隔一般为 5 ~ 20 分钟），不仅可以对胚胎的形态进行动态的观察，同时还可以得到胚胎形态发生改变的时间资料，并保证观察过程中胚胎发育环境的稳定，可以为 0PN 胚胎的来源提供线索。

二十七、胚胎移植后有哪些注意事项?

关于胚胎移植，很多朋友会有一些疑问，比如，我如厕的时候胚胎会掉出来吗？我可以走动吗？可以乘坐交通工具吗？可以正常上班吗？需要吃什么药吗？以下为对这些问题予以回答。

（一）关于胚胎是否会被“尿出来”？

一般移植术后都会让大家至少平卧休息 10 ~ 15 分钟，之后就可以自己走出手术室了。排尿是经过膀胱尿道，而不是子宫阴道，它们生理结构可是严格分开的，所以不用担心胚胎随小便排出体外。

（二）关于是否需要卧床休息?

移植术后是不需要绝对卧床休息的，大家完全可以进行日常活动和工作。有研究表明，卧床休息并不会提高着床率。当然，还是需要避免激烈运动、负重体力工作等。

（三）关于乘坐交通工具

很多朋友会说，我移植完了要出差，要坐火车飞机回家之类。完全可以，至于像农用拖拉机、摩托车、电动三轮车

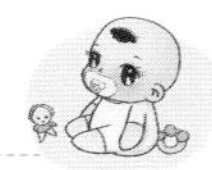

等颠簸大的交通工具，并不建议乘坐。

（四）关于吃什么

饮食方面，避免食用生冷刺激性的食物，营养均衡正常饮食即可。至于吃药，还是要遵从那个最重要的原则：遵医嘱！不要擅自加减药量或者停药，如果有异常出血或其他状况请及时就诊。

（五）关于情绪管理

移植后大家要尽量保持良好的心境，不要过分焦虑。与其坐立难安地等待着验孕的结果，倒不如放松身心，坦然又自然地等待与自己的宝宝结缘。

二十八、胚胎移植术后需要卧床休息吗?

在经历了前期调整、促排卵、取卵、等待胚胎消息这一系列重重关卡之后，大家迎来了最后的挑战：胚胎移植。放眼移植手术室，医生在无菌操作下通过一个又细又软的管子，把胚胎放置子宫腔内，结束！“什么？这就结束了？”很多患者朋友们不敢相信最后的挑战这么轻松就完成了，浑身上下没有任何关于移植手术的“回忆”，只有隐隐的尿意提醒自己完成了最后的环节，就等半个月后揭晓自己的最终成绩了。

移植结束后，患者在床上躺了一会儿，就被告知：“可以回家啦！”她心中可能惴惴不安，心想：“要慢点起来才行！对！还要夹紧腿走路，这要是一不小心小宝贝滑落出来，就都白忙活啦！回到家，赶紧躺在床上，瞪着眼计算成绩张榜公布的日子……”

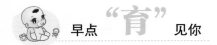

那么问题来了，胚胎移植术后真的要做到这么谨小慎微吗？移植后是不是一直卧床休息才有利于胚胎着床呢？

答案是 NO！首先，胚胎的体积非常之小，要用显微镜放大几十倍甚至数百倍才能观察到。其次，子宫内膜和胚胎之间有相互的黏附作用，所以胚胎是不会掉下来的。最后，有科学研究发现，移植后进行适当运动，如散步、适度工作，有助于提高妊娠率。Craciunas 为此专门有一篇综述分析，纳入了 4 个随机对照试验的 757 名接受胚胎移植患者，结果发现移植后卧床休息的患者，临床妊娠率和活产率并没有增加，反而降低了（图 5-18）。焦虑的情绪会明显影响试管的结局。所以大家移植完之后要充分放松，正常生活，以最好的心态迎接小天使的到来。

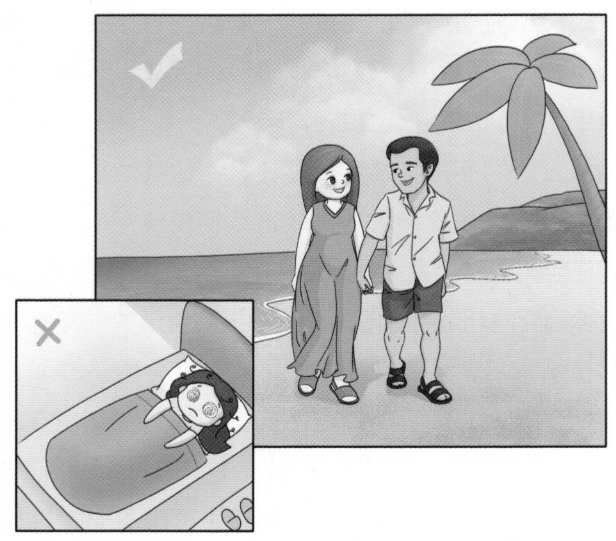

图 5-18　久卧伤气，保持心情舒畅

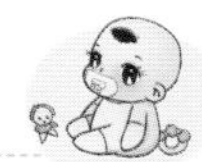

二十九、试管婴儿胚胎移植放的胚胎个数越多越好吗?

在试管婴儿移植过程中，可以移植一个或多个胚胎。有些人认为随移植胚胎数的增加，妊娠率会呈增加趋势，所以胚胎放得越多，成功率也会越高。然而，随着移植胚胎数的增多，多胎妊娠的发生率也会升高。多胎妊娠会给母子带来一系列的并发症，多胎妊娠的母亲在孕期间更容易发生糖尿病、高血压等妊娠期综合征，而且产后出血的风险也会相对较高。此外，多胎妊娠比单胎妊娠更容易出现早产、胎儿发育迟缓、胎儿畸形等问题。

其实这不难理解，胚胎着床不仅对女性子宫环境有一定的要求，还需要足够的养分和孕激素，如果同时放置的胚胎过多反而会加大着床的难度。孕期母子面临的困难和风险也会更多。

减胎手术可以作为多胎妊娠的补救措施，甚至有些多胎妊娠早期会发生自然减胎。然而更多的学者发现，多胎妊娠者即使减胎后单胎分娩，其新生儿低体质量及畸形风险仍高于单胎妊娠分娩者。机体对死亡的胎儿及其附属物的吸收，以及吸收过程中产生的细胞因子和前列腺素物质，仍可能影响剩余胚胎的继续发育。因此，多胎减胎作为多胎妊娠后的补救措施，并不是降低或避免母婴风险的最佳临床策略。

因此，随着体外培养技术的改进，改善胚胎质量和子宫内膜的容受性，从而提高胚胎的植入率，可有效减少移植的胚胎数量，降低多胎妊娠的发生率。通过增加移植胚胎数目来提高妊娠率的做法弊端极大，已经被大多数生殖中心摒弃。

大量研究表明，在有足够优质胚胎的情况下，将移植胚胎数减少至 2 个，可以获得较理想的临床妊娠率，同时可明显减少多胎妊娠的发生。

三十、为何提倡单囊胚移植？

（一）什么叫单囊胚移植？

顾名思义，单囊胚移植就是在取卵后第 5 天移植一枚囊胚。

（二）单囊胚移植有什么好处？

人类辅助生殖技术治疗真正意义的成功是获得单胎足月活产儿。传统的 IVF 治疗常根据年龄选择移植 2 ～ 3 枚卵裂期胚胎，在提高了临床妊娠率的同时也增加了多胎妊娠及卵巢过度刺激综合征风险。

多胎妊娠易导致流产、早产、胎儿宫内发育迟缓、妊娠期高血压疾病等不良妊娠结局，被视为辅助生殖技术的严重并发症，不是成功的助孕结局。多胎妊娠将严重增加围产儿发病率、死亡率、流产、早产及剖宫产率。双胎妊娠出生后为小于胎龄儿。双胎、三胎及四胎，至少有一个出生缺陷孩子的概率为 7.4%、21.6% 及 50%。双胎及三胎妊娠发生脑性瘫痪的概率分别为单胎妊娠的 6 倍及 10 倍。联合国的研究表明，体外受精 – 胚胎移植（IVF-ET）中 56% 的花费都与多胎妊娠相关，IVF-ET 双胎妊娠及三胎妊娠的费用分别是单胎妊娠的 3 倍和 10 倍。

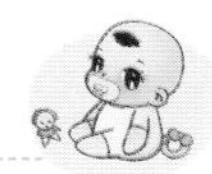

为此，生殖专家们一直在寻求一个可靠的解决方法。目前，临床上降低多胎妊娠的有效方法有两种：一是施行减胎术，二是减少移植胚胎的数目。前者是一种补救性手段，而后者是积极的预防性手段。

（三）为什么选择单个囊胚而不是单个卵裂期胚胎呢？

研究证实，移植单个囊胚的临床妊娠率明显高于移植单个卵裂期胚胎。这提示囊胚可能是实现单胚胎移植的理想时期。囊胚是卵裂期胚胎之后的一个重要发育阶段，形态上经历了细胞融合、囊胚腔出现及囊胚腔扩张的变化。在这个过程中，发育潜能差及染色体异常的卵裂期胚胎发育将停滞，质量好的卵裂期胚胎才能发育至囊胚期。

（四）是不是所有人都适合做单囊胚移植呢？

目前仅有约 50% 的卵裂期优质胚胎可发育到囊胚，如果完全进行囊胚培养，将有 20% ~ 40% 的患者可能因没有胚胎发育到囊胚而取消移植。

所以，高龄、胚胎质量差、既往 IVF 失败的患者，不建议全囊胚培养和移植。其他患者也要根据第 3 天胚胎的数量和质量做决定。这就叫作选择性单囊胚移植。

（五）选择性单囊胚移植的展望

许多研究发现囊胚移植有着更高的种植率，选择性单囊胚移植既能提高累积妊娠率，又能保证每移植周期妊娠率，还能降低多胎妊娠率，减少卵巢过度刺激的风险。

然而，不少医生和患者仍担心单囊胚移植会降低成功率，也有部分患者追求双胎妊娠，这使单囊胚移植的实施面临较大困难。相信随着科学技术的发展和大众观点的转变，选择性单囊胚移植能逐渐被大家所接受，成为改善不孕患者临床结局的一种安全实用的方法。

三十一、胚胎移植后需要使用黄体酮吗？

在进行试管婴儿胚胎移植后，大多数患者需要使用黄体酮。可能有的患者朋友会问：“为什么试管婴儿胚胎移植后需要黄体支持呢？而且听说鲜胚冻胚移植黄体支持的方案好像还不相同，这是什么原因？”

大家知道，自然怀孕一般是不需要额外补充黄体酮的。因为排卵后会形成月经黄体，分泌黄体酮，受精卵着床后会分泌 HCG 刺激月经黄体，使之转变成妊娠黄体，持续分泌黄体酮来维持怀孕，直到胎盘形成。

那么在进行试管婴儿胚胎移植之后如何衡量是否需要黄体支持呢？我们先来看看胚胎移植的种类：鲜胚移植和冻胚移植。

鲜胚移植是指在促排取卵后随即移植卵裂期胚胎或囊胚。由于促排卵后体内 LH 缺乏，取卵之后黄体细胞数量减少，黄体功能下降，无法分泌足够的孕酮来维持怀孕，这时就需要补充一定剂量的黄体酮了。

冻胚移植则是取卵后使用胚胎冷冻技术，将胚胎冷冻保存，以后在某个月经周期内的合适时间点，将胚胎解冻复苏，移植入子宫腔内。

不同于鲜胚移植的是，冻胚移植的子宫内膜准备方案有三种：自然周期、促排卵周期以及人工周期。不同方案所需

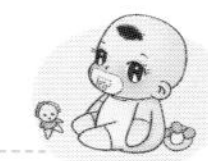

的黄体支持根据具体情况也是需要区别对待的。

（一）自然周期子宫内膜准备方案

主要用于月经较规律、卵泡质量好的患者。部分女性在自然周期排卵后进行冻胚移植时，可能也会存在自身黄体功能不全，因此，是否需要黄体支持请听医生建议（图 5-19）。

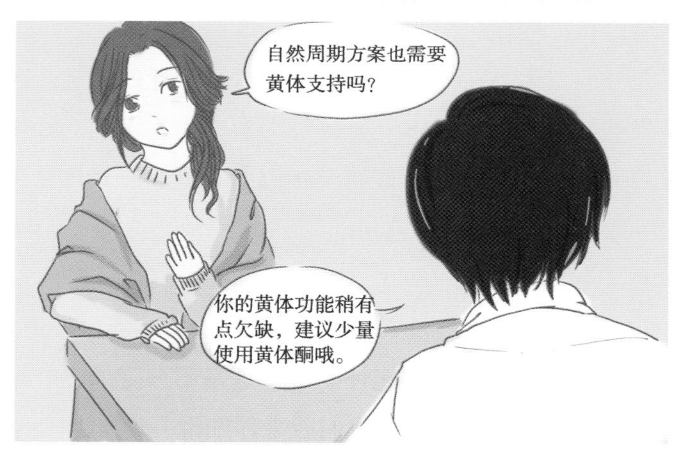
自然周期方案也需要
黄体支持吗？
你的黄体功能稍有
点欠缺，建议少量
使用黄体酮哦。

图 5-19　进行个体化黄体支持

（二）促排卵周期子宫内膜准备方案

主要用于月经不规律或月经规律卵泡质量欠佳的患者。因为促排卵药会影响黄体功能，此时需要补充外源性黄体酮进行黄体支持。

（三）人工周期子宫内膜准备方案

主要是指使用雌激素和孕激素模拟月经周期的激素分泌。因为使用药物降调节抑制垂体，没有卵泡生长；或因为使用大剂量雌激素抑制卵泡生长，无法形成黄体，没有内源性雌孕激素分泌，这时需要剂量相对较大的黄体酮进行黄体支持。这种方法一般适用于月经极不规律，或存在子宫内膜炎、子宫内膜异位症的患者。

医生会参考病史和雌孕激素水平来判断黄体支持是否充分，从而决定黄体支持用药的种类和剂量。从药物效果来看，“打针”和“塞药”并没有太大的差别。从使用上来说，“塞药”可以自己操作，用起来更方便。

充分的黄体支持是实现试管婴儿成功目标的关键步骤之一。当然，每个人情况不一样，选择的方案也不同。即便是同样的方案，在具体用药方面可能也会有差异，具体情况还是要听医生安排。

三十二、胚胎移植成功了，就代表怀孕了吗?

胚胎移植以后就一定能怀孕吗？这是不一定的，怀孕过程受多方面因素影响，下面我们就来仔细说一说。

首先，我们来看看什么是怀孕。怀孕用医学专业用语称做“妊娠”。怀孕过程的开始动作，专业词汇称做“着床”。也就是早期胚胎和母体子宫壁结合，从而建立母子间结构上的联系以实现物质交换的过程。用通俗的话来讲，就是“种子”宝宝在妈妈的子宫里找到了合适的“土壤”，扎根了。而这整个过程并不是一瞬间能完成的，而是需要一定的时间，逐步进行。

那么胚胎移植过程又是怎么回事呢？胚胎移植的大致过程，在胚胎培养室中培养了 3 ~ 6 天的、经过胚胎学家们筛选的优质胚胎，通过移植管，由医生将他们直接送到妈妈的

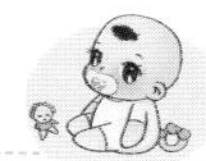

子宫里。

移植后，并不会马上知道胚胎是否着床，而是在移植后12 ~ 14天进行验孕。也有患者会将这14天戏称为“抓狂14天”。但其实，在这段看似漫长的时间里，胚胎也在争分夺秒地努力着（图5-20）。

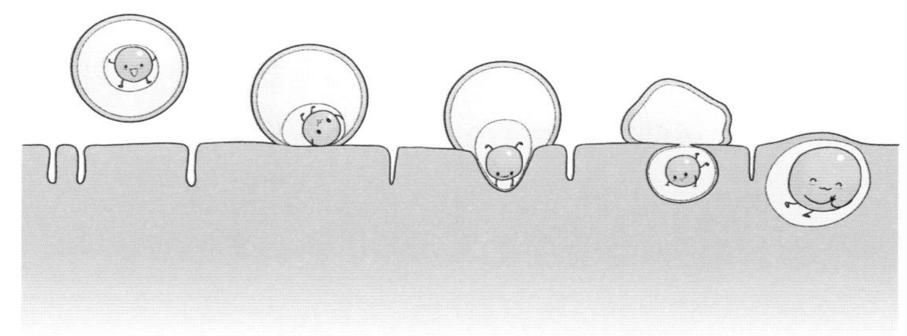

图5-20　胚胎种植到子宫内膜的过程

Day0

1 ~ 2枚第3 ~ 6天的胚胎被移植了。

Day1 ~ 3

受精卵从卵裂期胚胎或囊胚状态，在母体内继续发育，细胞快速分裂，从囊胚腔中逐渐孵化溢出，做植入的准备。

Day4

受精卵黏附在子宫内膜上准备着床，医学上称之为“定位”。

Day5

受精卵产生一种蛋白质分解酶，溶解和它接触的子宫内膜。受精卵将自己慢慢埋入子宫内膜的功能层中，“植入”过程开始。

Day6

受精卵埋入子宫内膜，被完全覆盖，植入过程完成。受精卵生长迅速，合体滋养细胞发育，伸出许多呈均匀绒毛状的细胞突起，侵入子宫内膜的肌层和血管中。而滋养细胞分泌的 HCG 会随着受精卵的发育而越来越多。

Day7 ~ 9

在受精卵植入的地方，形成最早的胎盘组织，来自母体循环系统的血液开始在胎盘内循环，与胚胎进行物质交换。

Day10 ~ 14

此时母体血液中和尿液中的 HCG 已经升高到了一定水平，从而用早孕试纸也大多可以看到双杠。

所以，胚胎移植成功并不一定就能怀孕，小胚胎们还需要经过这些一连串的努力呢。准妈妈们也切勿太过心急，给“宝宝”们留出足够的时间来完成。

三十三、哪些原因医生会建议患者取消新鲜胚胎移植?

试管婴儿作为一种较为先进的助孕手段，很多人期待着能够在这一医学技术的帮助下尽快怀孕，这种心情是可以理解的。然而，有的患者在取卵及获得胚胎后被告知暂时不适合进行新鲜胚胎移植，需要先把胚胎冷冻起来，再耐心等待一段时间。有人不禁会问：为什么我不适合新鲜胚胎移植?哪些原因医生会建议取消新鲜胚胎移植?

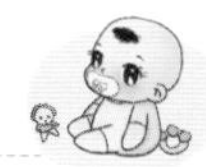

（一）卵巢过度刺激综合征风险的患者不建议新鲜胚胎移植

卵巢过度刺激综合征（OHSS）是促排卵后较为常见的一种并发症，多见于促排卵之后获卵数目多、雌激素水平较高的患者，取卵后往往伴有卵巢增大、腹腔积液、腹胀等症状，血液处于一种高凝状态，具有血栓发生及器官受损的风险，怀孕会加重OHSS，从而使母体处于更加危险的境地。但这又是一种自限性疾病，随着取卵后时间的延长，配合医生的治疗后，症状会慢慢好转，到来月经之后相关风险就会大大降低。因此，患者发生OHSS的风险较大，医生往往会建议取消鲜胚移植，先治疗OHSS，以后再进行冷冻胚胎的移植。这样对母亲和胎儿都是安全的。为了安全，等待是值得的。

（二）子宫内膜存在问题时不建议进行新鲜胚胎移植

当获得胚胎后，就相当于获得了“种子”，那么种子种植的土壤——“子宫内膜”是否合格也需要进行评估。子宫内膜息肉、子宫内膜形态欠佳、子宫内膜炎、子宫完全性纵隔等情况，均说明“土壤”可能存在问题，暂时不适合种植“种子”。这种情况下，医生往往建议患者先治疗子宫内膜，再进行胚胎移植。所以，为了提高成功率，先把“土壤”收拾好，再种上好苗子。

（三）子宫内膜与胚胎发育不同步，取卵前孕酮升高

一般情况下排卵后孕激素水平升高，孕激素作用到子宫内膜后，将子宫内膜转化成为一种“易孕”状态，从而形成

有助于胚胎着床的“窗口期”。这种转化是在排卵后完成，与胚胎形成的时期具有一定的“一致”性，着床“窗口期”出现过早或者过晚，都将影响胚胎的着床。着床“窗口期”出现的时机受孕激素的影响，有的患者在排卵前就出现孕酮的升高，使子宫内膜提前转化，将导致子宫内膜着床“窗口期”与胚胎发育不同步，从而降低成功率。此外，除孕酮升高之外，胚胎发育慢也是一个因素，比如第 3 天胚胎只有 4 细胞，也可能会建议胚胎冷冻。

（四）输卵管积液、子宫巨大肌瘤、身体其他疾病不适合受孕

输卵管积液对胚胎着床具有不良的影响，遇到这种情况，要先把胚胎冷冻起来，将积水处理后再进行胚胎移植。此外，巨大子宫肌瘤影响宫腔形态或受孕后可能进一步增大等情况，需要先对肌瘤进行处理。身体如果发现其他疾病，如感冒高热（短期内不能恢复）、其他器官系统疾病，需要先治疗时，也建议先将胚胎进行冷冻，待身体恢复后再移植冻胚。

三十四、冷冻胚胎有风险吗？

试管婴儿技术，即体外受精 – 胚胎移植，有两个非常重要环节：一个是促排卵，获得一定数目的卵子，与精子在培养液中受精形成受精卵，培养成胚胎；另一个就是胚胎移植。胚胎移植分为新鲜胚胎移植和冻融胚胎移植。两种方式各有利弊，临床上会综合考虑患者情况进行选择。

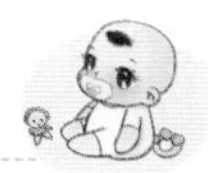

随着胚胎冷冻技术的发展与成熟，我们可以将体外受精获得的胚胎择优冷冻起来，选择合适的时机再移植入不孕女性体内，实现了一次取卵以供多次移植，并且减少了卵巢过度刺激综合征（OHSS）的发生率，同时为子宫内膜情况欠佳的女性争取了治疗时间。现在最为安全可靠且广泛应用的是“玻璃化冷冻技术”，这种技术使用高浓度的冷冻保护剂处理胚胎，快速降温，细胞内外均达到玻璃化状态，避免细胞内冰晶形成对细胞造成损伤，而后将胚胎保存至液氮中（零下 196℃），使细胞暂停代谢，保持冷冻前状态。该项技术的胚胎复苏率可接近 100%。并且，很多研究结果表明，冻融胚胎移植的临床妊娠率、活产率以及妊娠丢失率等与新鲜胚胎移植无明显差异。当然更深层次的细胞学、分子学的研究亟待我们去探索，随之该项技术也会愈加完善。

但不少患者对冻融胚胎移植仍存有疑虑。无疑，没有任何一项技术是完美的，其中肯定会存在风险，但是任何技术的使用与否，其价值所在，均需综合考虑利弊，而非一个绝对性的评判。

三十五、冷冻胚胎和新鲜胚胎移植的成功率一样吗?

移植鲜胚还是移植冻胚，什么时候能移植，是很多患者都问过的问题，尤其是对于怀孕渴望已久的患者来说，移植鲜胚可以缩短很多等待的时间，那么，移植鲜胚和冻胚的成功率一样吗?

有一项研究，研究对象均是第一次做试管婴儿助孕治疗的患者，年龄在 20 ～ 35 岁，月经周期在 21 ～ 35 天之间，有正常的排卵，因为输卵管因素或男方因素导致不孕，并排除单侧卵巢切除史、复发性流产、多囊卵巢综合征或子宫异常（如子宫内膜异位症、黏膜下肌瘤、宫腔粘连、瘢痕子宫等）以及其他影响妊娠的慢性疾病，在拮抗剂方案中随机分成鲜胚移植和第一周期冻胚移植两组，进行随机对照试验研究。结果发现，两组患者的临床妊娠率、持续妊娠率、妊娠丢失率及活产率均没有显著差异，但是冻胚移植组中重度卵巢过度刺激综合征的发生率要低于鲜胚移植组。而根据另外一项多中心的随机对照研究，对于多囊卵巢综合征的患者，冻胚移植组的活产率要明显高于鲜胚移植组，并且妊娠丢失率和卵巢过度刺激的发生率要低于鲜胚移植组，不过冻胚移植组的子痫前期风险要高于鲜胚移植组。

因此，是否移植鲜胚要根据患者取卵后卵巢和子宫内膜的状态来决定，如果存在卵巢过度刺激的风险、子宫内膜的情况不适合胚胎着床或者合并其他疾病需要治疗后再怀孕，可以全胚冷冻后再择期移植。如果不存在以上移植鲜胚的禁忌，那么鲜胚移植和冻胚移植的成功率是一样的（图 5-21）。移植鲜胚还是移植冻胚，需要医生根据取卵后的具体情况来决定。

三十六、做试管胚胎冷冻可以冷冻多久？胚胎质量会下降吗？

人类胚胎的冷冻是指通过采用某种特殊的技术将试管患

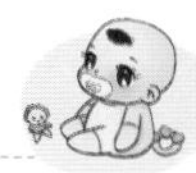

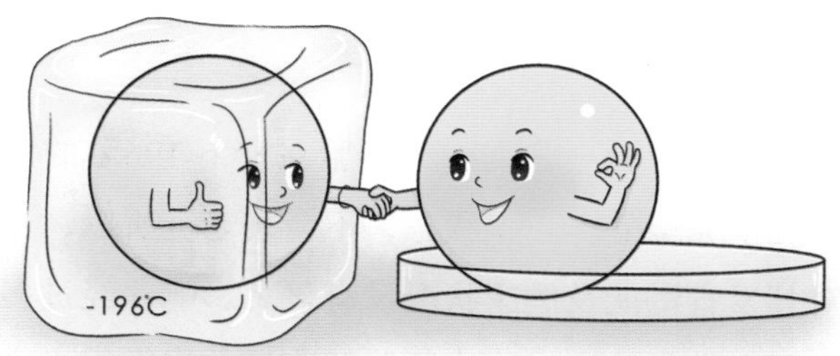

图 5-21　冷冻胚胎和新鲜胚胎

者的胚胎冷冻保存起来，以用于将来的胚胎植入；当胚胎在慢速冷冻或者玻璃化冷冻的条件下，被最终保存在液态氮中的过程，叫作冷冻胚胎；若经过解冻复苏后进行移植，则被称为冻胚移植。

目前，用于人类胚胎冷冻的方法可分为两大类：慢速冷冻法和快速冷冻法。

（一）慢速冷冻法

以冷冻保护剂处理后，在计算机控制的冷冻程序下，降温至零下 120℃，最后将胚胎放在零下 196℃的液态氮中长期保存。

（二）快速冷冻法

应用高浓度防冻剂，通过快速降温越过冰晶形成的阶段，不发生结晶即可固化，使溶液形成一种无规则结构的稳定玻璃样固体，且保持液态时正常的分子和离子分布，直接投入液态氮中保存。

截至目前，全球研究中，通过冷冻胚胎技术而活产的最长保存时间是 25 年，我们国家专家建议冻存胚胎尽可能在

5 年之内使用，拟再生育者，最长保存和临床使用期限不要超过 10 年。

从科学角度分析，冷冻的胚胎在零下 196℃的情况下，其代谢几乎完全处于静止状态，不会衰老。所以，存储时间长短对其发育潜能及健康状况没有显著影响。经过多年反复的临床研究结果验证，冷冻胚胎解冻后的损害很小。原则上来讲，只要在胚胎复苏的过程中胚胎能够成功复苏移植到女性子宫内并能够正常着床，各项临床指标检测均正常，一般情况下出生的婴儿都很健康。

三十七、试管婴儿治疗技术的成功率是怎么计算的?

首先我们要明确的是，成功率因人而异。同样的医生、促排卵过程、培养胚胎的设备、操作人员，不同患者间成功率可能会存在很大的不同。其最大的原因，就是两个人的身体条件不一样。身体条件包括夫妻双方的很多因素：女方的年龄、卵巢功能、卵子成熟度、子宫环境等，男方的精子活力、畸形率和精子 DNA 碎片指数等。在胚胎植入时的子宫内环境，对于胚胎的着床十分重要。即便是年龄和卵巢功能很相似的人，在不同月经周期的子宫内环境也可能存在很大的不同，所以成功率是与每个人的具体情况息息相关的。最常用的指标为“临床妊娠率”。简单说就是怀孕数 / 移植周期数。例如，一个机构做过 100 次（周期）移植，有 50 次怀孕，那么临床妊娠率就是 50%。这个成功率简单、好理解，但是缺点很明显：试管婴儿怀孕后还有很大概率流产、宫外孕、

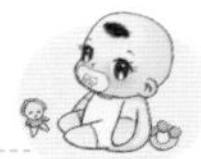

畸形……导致无法正常产下宝宝。以怀孕作为成功指标，算出来的成功率，是肯定偏高的。

另一种常用的判断指标是活产率，即活产分娩数 / 移植周期数。例如，一个机构做过 100 次（周期）移植，其中有 30 次生下存活宝宝，那么活产率就是 30%。这一指标更接近患者的心理预期，也更反映一个机构的真实技术水平。

其他计算指标还包括：①生化妊娠率：生化妊娠周期数 / 移植周期数 ×100%；②种植率：孕囊数目 / 移植的胚胎数目 ×100%；③持续妊娠率：持续妊娠周期数 / 移植周期数 ×100%。这些指标往往更多地用于科研数据的描述。

成功率里面门道这么多，那我们该怎么看待成功率数据和排名？

由于简单、直观，各个机构都愿意提出成功率给潜在客户参考。但由于竞争、人为操作、过度鼓吹等问题，让这个指标的价值一直在下降。普通患者还是把这个数字作为参考指标，了解相关生殖中心大致表现，但万万不能迷信，甚至还要小心只拿成功率说事的机构。如果可能，请针对自身情况提供检查报告，从而获得完全针对自己情况的预估（比如一个 38 岁患有糖尿病的准妈妈，看了半天 30 岁健康女性的试管婴儿成功率，实在是毫无意义）。

最后给大家的几点小建议：

（1）不要迷信成功率。

（2）尽快获得针对您自己的个体化诊断。

（3）无论其他条件如何，育龄女性年龄越低，成功率越高！只要考虑做试管婴儿助孕治疗，就一定要趁早。

了解这么多，准父母千万不要灰心，不如看看自然怀孕的成功率是多少：20 ~ 30 岁健康女性在一个排卵周期中的妊娠率只有 20% ~ 25%，35 ~ 40 岁只有 5% ~ 18%。即使是自然怀孕，成功概率也完全不像我们想象的那么高！

三十八、影响试管婴儿成功率的因素有哪些？

胚胎由卵子和精子受精形成，胚胎质量与卵子和精子质量息息相关，以下情况都会影响胚胎质量：①女方年龄过大，卵巢功能低下，卵子质量也开始下降；②男方精子畸形率很高或 DNA 碎片指数很高；③夫妇有染色体异常时，胚胎染色体异常的概率会增加，种植失败、胎停育等情况的发生率也会增加（即便双方无染色体异常，也有一定概率形成异常的胚胎染色体）；④子宫内膜作为胚胎种植的土壤，如果过厚或过薄，或者有其他的病变都不利于着床。比较适合胚胎着床的内膜厚度一般在 8 ~ 13mm，回声均匀，没有炎症、息肉、增生、积液等病变。如果不满足上述条件，可能会减小胚胎着床成功率，或增加自然流产的概率。

此外，影响因素还包括体内的内环境，如激素水平、代谢状态、血液运输等。不正常的激素如高雄激素血症、高泌乳素血症，或维生素的缺乏、甲状腺功能的异常、免疫系统的异常、胰岛素抵抗等，都可能影响胚胎的着床和发育。输卵管积液则可能毒害胚胎或冲刷胚胎。

上述可能影响胚胎着床的因素（图 5-22）都应该在怀孕

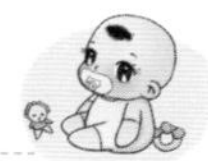

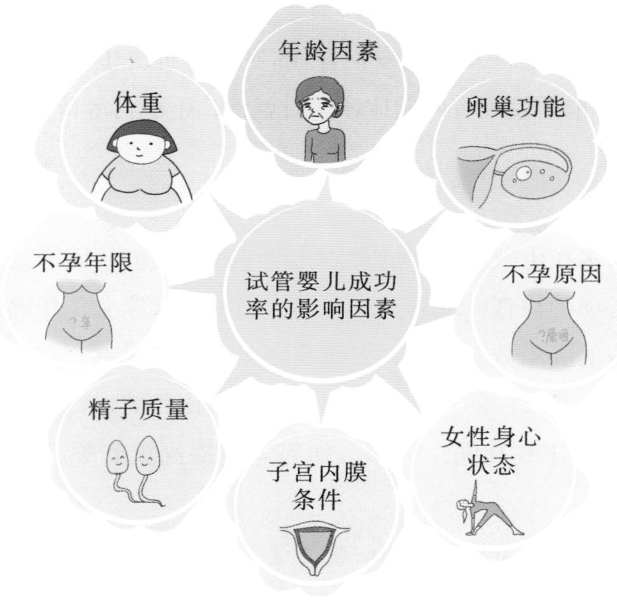
年龄因素
体重
卵巢功能
不孕年限
试管婴儿成功率的影响因素
不孕原因
精子质量
女性身心状态
子宫内膜条件

图 5-22　影响试管婴儿成功率的因素

前纠正。

每位患者都是特异的个体，任何促排卵方案和保胎方案都应该量身定制。根据患者的年龄、卵巢功能、体重、不孕年限、不孕原因等选择合适的促排卵方案，可以得到最佳数目和最优质量的卵子，同时减少并发症的发生。

年龄是影响怀孕成功率最原始的因素。随着年龄的增加，女性的卵巢逐渐衰老，卵子的质量逐渐下降，男性的精子亦是如此。面对自然规律，生殖科医生也束手无策，没有返老还童的神药。我们说的适龄结婚生子，一般都是在 35 岁以前；35 岁之后，不孕症发生率大大升高，自然流产和胚胎停育的发生率大大升高。

所以，建议女性朋友们在35岁以前解决生育问题，如果35岁前后发现有问题应该及时就诊，不能再等待。

三十九、如何提高试管婴儿的成功率?

很多在生殖中心做试管婴儿助孕的朋友们，因为需要一起做各项的检查，或者安排在同天手术，大家会互相熟悉，但最后的胚胎数、胚胎评分以及临床妊娠情况都会有很大的差异。很多人会问："为什么她的胚胎比我的好？为什么她的成功率比我高呢？"那么如何才能提高试管婴儿的成功率呢?

（一）提高精子及卵细胞质量

精子和卵细胞的质量很大程度上决定了胚胎的质量和试管婴儿的成功率。日常生活中，男女双方都要注重锻炼，男性过度肥胖会导致腹股沟区温度过高，影响精子的发育；女性的肥胖会造成体内激素水平的紊乱，影响月经周期的规律以及排卵。健康的饮食也是必不可少的，人体内的矿物质和微量元素，尤其是锌、硒元素对男性生育力具有同样重要的影响，同时帮助提高精子活动的能力以及受精等生殖生理活动。远离放射性物质、高温、污染的环境，降低精子和卵细胞畸形的可能性。

（二）针灸理疗调节盆腔微循环

针灸根据中医理论选择使子宫松弛的穴位，影响自主神经系统，可使子宫内膜感受性增强（图5-23）。试验证明：

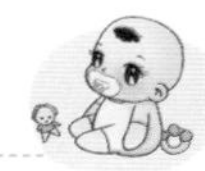

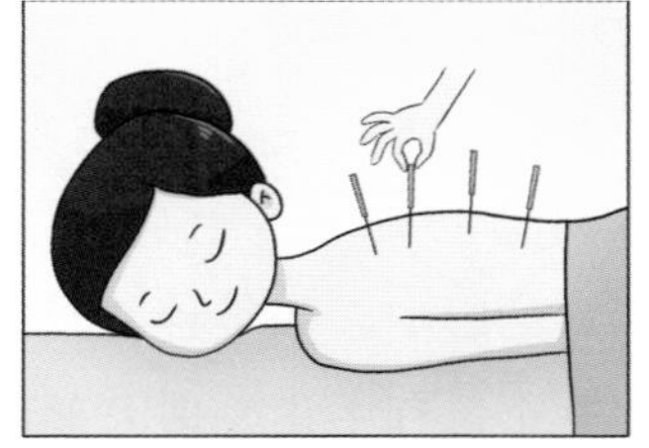

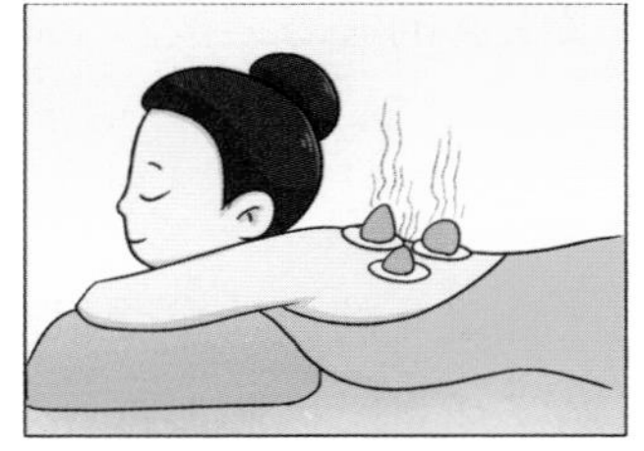

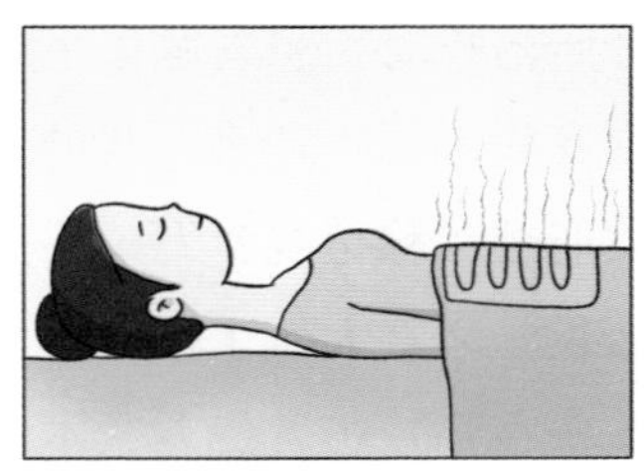

图 5-23　中医辅助治疗

胚胎移植前选择内关、地机、太冲、百会和归来进行穴位针刺；移植后选择足三里、三阴交、血海、合谷；另外取耳穴神门、子宫、内分泌、脑点耳穴等穴位针刺有助于提高妊娠率。子宫内膜厚度、形态和子宫内腹下血流是胚胎移植成功的最重要参数，子宫内膜厚度是子宫动脉血流丰富程度的表现，足够的子宫内膜厚度是胚胎植入成功的重要条件。通过卵巢交感神经的调节，低频电针增加器官血流量。

（三）调节好心理

很多人在胚胎移植后，都会出现焦虑的情绪，反复地想：“这次会不会成功呢？不成功怎么办呢？”整个人变得异常地敏感和忧虑，甚至因此影响正常的工作生活。然而我们的身体是很微妙的，很多精神的活动也会影响生理的平衡状态，过度的焦虑反而会影响成功率。所以，不妨放松心情以一个自然又平和的心态迎接新生命的到来。

四十、为什么心理因素对生育与试管婴儿影响那么大?

试管婴儿的成功率受很多因素的影响，如年龄、卵巢功能、精子质量、内膜厚度……在这个过程中，心理因素竟然也有一席之地。开始治疗时，患者脑子里就充满了各种担忧和顾虑：做试管到底我都要干什么？我的成功率高吗？我可以取到多少卵？我能顺利移植吗？万一不成功怎么办？今天为什么卵泡没怎么长？激素太低了怎么办？激素太高了会有危险吗？做试管花费高吗？想着想着，本来不紧张也变得有些神经质了。然而，需要注意的是，调查发现，在美国做体外受精治疗的患者中，中途放弃的几乎所有人都是因为压力。在欧洲和澳洲也有相同的现象，这种压力来自亲人朋友和周围人，更多来自自己。

紧张和焦虑与试管的成功率息息相关，研究发现，在试管婴儿治疗中，压力越大，怀孕结局越差，可能与获卵数少和获卵质量差有关系。荷兰多个生殖中心数百名正在 IVF 治疗的患者的心理状况调查发现，孕妇心理状态的好坏与妊娠率有显著相关性，焦虑是一个独立的危险因素，而这种效应在月经周期的胚胎着床期尤为明显。

不用绝望，心理因素造成的不良结局是可以通过积极干预来改善的。Frederiksen 等综合了 39 个关于压力与 IVF 的研究发现，心理干预可以有效减少压力，改善怀孕结局，尤其是认知行为疗法（cognitive - behavioural therapy，CBT）和

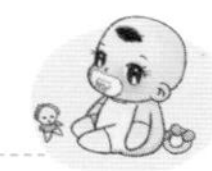

心理身体干预（MBI），换成听得懂的话就是，先自己调节，给自己的心理暗示需要是积极的、正面的，夫妻双方都应该尽量减少工作上的负担，保持轻松乐观的状态，顺其自然。同时尽量回避来自家人或朋友的干扰，以平和的心态面对这件事。家人也不要给予过度关注或过多干扰，适当地支持就足够。生育是双方的共同意愿，因此夫妻之间要相互信任支持，尤其当一方出现焦虑等负面情绪时，另一方能够给予安抚和排解。如果有必要应该与主管医师多沟通，必要时可以就诊心理科接受专业的心理干预。相信大家想要一个宝宝的心情都是迫切而又紧张的，希望可以把这种心情转化为积极的行动，而不是无意义的紧张，对医护人员多一些信任，放松下来，也许“好孕”就会随之而来！

四十一、高龄女性做试管婴儿助孕，为什么易失败？

很多女性将不孕不育治疗寄托于试管婴儿技术，然而残酷的是从临床数据来看，45 岁以上高龄女性试管婴儿成功率很低，或者怀孕后流产的概率也升高。年龄偏大的女性做试管婴儿，为什么容易失败？

高龄女性试管婴儿失败：卵子质量不好，导致胚胎本身质量不好是主因。

女性最佳生育年龄为 25 ~ 29 岁。此阶段做试管婴儿成功率比较高。超过 35 岁为高龄女性，生育能力直线下降，卵巢内可用卵子数量明显减少。因此促排卵时，医生会增加药物用量，但高龄女性卵巢对促排卵药物反应差，或出现用药后卵泡无生长而中途终止的情况；即使一部分患者卵巢反应还可以，但是总体卵泡数量较少，质量较差，也可能出现受精异常，胚胎发育差，无好胚胎可以移植的情况。

一部分患者可能会收获少数质量好的胚胎，但高龄女性子宫内膜受容性变差，后期胚胎移植后成功率降低，或怀孕后流产率升高。因此试管婴儿成功率随着年龄增加急速下降。

高龄导致女性卵巢功能衰退、卵子质量将越来越差，这是一个无法改变的事实。而环境污染、沉重的生活和工作压力、不健康的生活习惯等，使高龄女性的卵巢功能“雪上加霜”，从而使她们的生育变得更加困难。

专家认为心理压力较重的妇女，她们的内分泌会受到影响，血管长期处在收缩状态，影响了子宫、卵巢局部的血流，而且神经系统的紧张会使一些神经介质释放出现异常，造成子宫、输卵管肌肉收缩紊乱，造成胚胎不能着床而导致治疗失败。所以解除心理压力，医患之间进行交流，夫妇双方互相体谅和鼓励是非常重要的。因此，高龄女性如果移植前后过于紧张，也会造成移植失败。

由此看来，高龄女性做试管婴儿失败是比较常见的，因此做试管前要做好充分心理和身体的准备，配合医生积极治疗，共同努力迎来“好孕”。

四十二、试管婴儿助孕治疗失败原因及应对办法

进行一次试管婴儿治疗失败后，在失落之余，同时也会进入“解决问题”的思维中，“下一步应该怎么办呢？”是

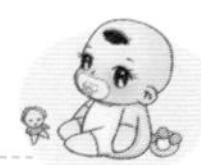

所有人都会自然地问到的一个问题。

首先，让我们来看一下，第一次试管婴儿失败的原因有哪些，也许“下一步应该怎么办”这个问题你就会自己找到自己的答案。

（一）胚胎发育潜能问题

胚胎质量好坏与成功关系密切，一个好的胚胎与卵子质量、精子质量以及胚胎本身的正常复制分裂发育密不可分，这三者中任何一方出现问题，都有可能影响最终的结果。这就需要医生和胚胎学家一起仔细地分析在促排卵过程中的一些细节表现，卵子取出后其形态、大小、结构等指标是否达标，评分怎么样？这些问题实际上胚胎学家都会标注在档案中。举例说明其中的一个问题：精子与卵子的结合障碍会影响优质胚胎的形成，这可能是由于精子穿透卵子的功能存在问题，或者卵子透明带过厚精子不能穿透，这种情况只有在培养室中胚胎学家的观察下才能发现，在做试管之前是看不到的，因为自然受孕的过程中，我们不可能将卵子放在显微镜下观察并测量其透明带厚度等指标是否合格，只有在取卵后才有机会进行。

（二）子宫内膜问题

从着床方面考虑，还有子宫内膜的问题，有些子宫内膜在做超声的时候是很漂亮的 A 型，但是做宫腔镜检查，直观地发现子宫内膜炎的表现，这种隐匿性的病变也不容易被发现。实际上可能的原因有很多，需要医师进行分析和判断。

（三）心理因素

不能忽视心理的调整，行试管婴儿治疗的女性承担着很大的压力，在治疗过程中要学会自我调节，家庭也要与她齐心协力，共同努力，积极面对问题并解决问题。必要的时候要寻求心理医生的调整。

（四）纯概率事件

试管婴儿的成功率有 40% ~ 60% 不等，每个人的情况不同，成功率有所差异，所以不成功的原因有时候是"不需要原因的"，确实是"有点任性"，这也许就是我们前辈们说的"缘分未到"，何不收拾心情，重新再来？也许成功就在下一站等你。

（五）其他特殊原因

还有一些"神秘"的原因，比如凝血功能异常、免疫因素、代谢问题、维生素缺乏（比如过度防晒会导致体内维生素 D 水平降低），等等。随着生殖医学的发展，这些问题逐渐被医学科学家们挖掘出来。

失败乃成功之母，实际上不孕的原因有很多，有的问题在做试管之前是发现不了的，而有些问题在做试管过程中才能发现。要积极寻求大夫的帮助，分析失败原因，知道自己属于以上情况中的哪一种。如果属于概率事件，真的没有找出实质问题，那么就安心再战；如果是能够找到原因，需要听从医生的安排，去解决所发现的问题，然后进行第二个周期的治疗。总之，发现问题就是好事，是问题都会有相应的解决办法，不要怕，积极面对。

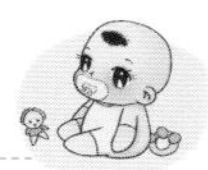

请相信，“好孕”一定会来到。

四十三、改善生殖结局的“小灵药”有哪些?

（一）辅酶 Q10 和脱氢表雄酮（DHEA）

卵母细胞在颗粒细胞的包围下和卵泡液的保护下生长。一枚卵细胞完美地成熟依赖于生长环境提供给它的支持和营养，并且这在很大程度上决定了胚胎的生存能力。因为胚胎的基因要在卵裂期才开始激活，直到囊胚期才会生成新的线粒体，所以在胚胎着床前，卵细胞携带的线粒体作为胚胎的能量工厂，对受精及胚胎发育起到重要作用。不利的因素，包括高龄、肥胖、吸烟、嗜酒、氧化应激和心理压力等会对卵细胞造成不良影响。相反，适当地补充雄性激素，合理饮食，运动，营养的补充及心理干预则有利于卵泡的生长。下面我们来介绍两种改善卵巢功能及反应性的辅助药物。

1. 辅酶 Q10

辅酶 Q10（Coenzyme Q10）普遍存在于线粒体内膜上，它既是重要的产能工具，又是有效的细胞内抗氧化剂。有研究表明，随着年龄的增长，人体内的辅酶 Q10 水平逐渐下降。辅酶 Q10 基因缺陷更会造成神经系统、骨骼肌肉系统和内分泌系统的一系列疾病。卵巢是优先选择性吸收外源性辅酶 Q10 的器官，预先服用 2 个月辅酶 Q10 的高龄女性，可以明显改善卵巢对促排卵药物的反应。体外培养的牛胚实验表明，辅酶 Q10 的使用可以明显加快早期胚胎的分裂速度，提高卵裂期胚胎的形成，并增大囊胚腔的扩张及内细团的体积。这些改变可能源于辅酶 Q10 增加了细胞内线粒体的能量（ATP）产出。临床实验表明，预服用辅酶 Q10 后促排卵的高龄女性胚胎非整倍体率明显低于对照组（46.5% *vs.* 62.8%），但临床妊娠率的差异无统计学意义（33% *vs.* 26.7%）。同时，提高卵子质量是减少整倍体胚胎流失的关键。

2．DHEA

脱氢表雄酮（dehydroepiandrosterone，DHEA），是人体内的一种雄性激素，在体内可以转化为睾酮和雌二醇。卵泡内的雄激素能促进颗粒细胞分泌抗苗勒氏管激素（AMH），抑制卵泡的闭锁并通过增加 FSH 受体进而促进卵泡的生长发育。随着年龄的增长，卵巢内存留的可募集卵泡数目减少、卵泡细胞质量下降，导致女性生育能力下降及性激素缺乏，血清总睾酮、游离睾酮及 DHEA 的浓度逐渐降低。所以，对于卵巢储备降低或卵巢反应不良的患者，适量规律补充 DHEA 可能提高临床妊娠率和活产率。另有研究显示，DHEA 和辅酶 Q10 联合使用与单独使用 DHEA 相比，能增加卵巢储备减退患者的基础卵泡数和卵巢的反应性。

随着社会的发展及二胎政策的放开，越来越多的高龄女性寻求辅助生殖技术的帮助，满足卵巢功能减退女性的生育需求是我们追求的目标和研究的方向。希望这些辅助药物能够帮助有需要的人们早日实现当妈妈的愿望。

（二）肝素、阿司匹林和糖皮质激素

人类是一种低繁殖效率的生物，尽管在过去的 30 年里，辅助生殖技术取得了很大的进步，但依旧会有 30% 左右的

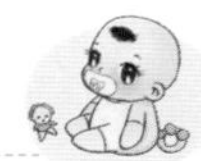

胚胎会在围着床期丢失，还有30%左右的胚胎在子宫着床后丢失。尽管有关基因研究显示，大部分着床失败的胚胎与染色体核型异常有关，但仍有一些可能源于母体的异常。母体甲状腺异常、免疫系统异常、遗传和获得性血栓形成倾向均可造成着床失败。所以，对于复发性流产、反复胚胎着床失败的患者，一些“小灵药”的使用往往正中要害，达到改善生殖结局的目的。

血液的高凝状态可能是遗传的，比如凝血酶原基因突变，C蛋白、S蛋白缺乏症等，或是获得性的，如抗磷脂抗体（APA）综合征、获得性高同型半胱氨酸血症等，抑或两种同时存在，这给高凝患者的诊断带来一定困难。胚胎着床的过程也是凝血和纤溶之间精确平衡的过程，有血液高凝状态或血栓形成倾向的患者不一定会形成血栓，但却有导致患者出现着床失败的可能。改善血液高凝状态和异常免疫状态的辅助药物主要包括肝素、阿司匹林和糖皮质激素等。

1. 肝素和阿司匹林

对于有血栓形成倾向的患者，肝素可通过几种机制发挥治疗作用。对于抗磷脂综合征的患者，肝素可抑制APA的连接过程，防止其对胚胎滋养层的伤害。有学者指出，使用肝素和阿司匹林治疗的APA阳性或盆腔器质病变的患者，可生育妊娠率明显升高。

阿司匹林因具有扩张血管及抗血小板聚集的作用而被用作IVF的辅助用药。在围胚胎植入期使用阿司匹林可以观察到子宫动脉搏动指数下降，卵巢和内膜的血供也被认为随之改善。对于患有抗磷脂抗体综合征而反复流产的患者，肝素联合阿司匹林的治疗方法被认为有效。

2. 糖皮质激素

胚胎植入母体的过程类似于半同种异体移植，所以母体的免疫系统能否接受胚胎而不对其进行攻击是着床成功与否的关键。有研究显示，糖皮质激素作为一种免疫调节剂可改善子宫的内环境。对于复发性流产的女性，使用氢化可的松可以降低子宫内膜内自然杀伤细胞（UNK）的数量。抗磷脂抗体阳性的患者使用脱氢类固醇治疗后，着床率和妊娠率均明显高于未接受治疗的患者。对于抗核抗体、抗 dsDNA 抗体、抗心磷脂抗体阳性或因狼疮进行抗凝治疗的患者，给予糖皮质激素治疗后其受精率显著提高。

总之，怀孕是全身系统相互协调的过程，不孕不育更是一类病因复杂的疾病。所以在前期检查时，医生会针对患者病史进行包括生殖系统、免疫系统、凝血系统等全方位的检查，试图从中发现蛛丝马迹，找到病因，对症下药，提高效率，改善生殖结局。希望患者积极配合医生治疗，不要小看这一类辅助药物，在医生指导下规律用药。

（三）二甲双胍和维生素 D

1. 二甲双胍

二甲双胍作为一种辅助药物应用于患有多囊卵巢综合征（PCOS）的女性患者中已经有 20 多年的历史了。二甲双胍是一种降血糖药，有增强胰岛素敏感性以及减少糖类在肠道内的吸收等作用。

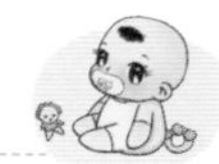

PCOS 患者往往伴随胰岛素抵抗，这被认为是导致女性排卵障碍的原因之一。临床上使用最广泛的治疗不排卵的胰岛素增敏药物正是二甲双胍，大量研究表明该药可以有效改善 PCOS 女性的排卵状况。有研究表明，服用二甲双胍可以降低PCOS患者卵巢过度刺激综合征（OHSS）的发生率。同时，也有报道称二甲双胍可以降低 PCOS 患者的流产率。

对于男性不育患者，糖尿病及高胰岛素血症可直接或间接影响精子质量，导致异常形态的精子增多等。研究表明，经二甲双胍治疗的男性高胰岛素血症患者，可提高精子质量，并有助于降低体重。

对于肥胖患者，二甲双胍似乎可以带来更多的受益，有研究将体重指数（BMI）≥ $30kg/m^2$ 的患者与正常体重患者进行对比，发现服用二甲双胍 6 周后可以明显降低肥胖患者体重及睾酮水平，改善代谢相关指标及胰岛素敏感性，但对于体重正常的患者无明显影响。

二甲双胍的主要副作用是恶心和呕吐，20% 患者在服用后会发生此种反应，如果在降低用药剂量后症状持续存在，应考虑停止用药。使用二甲双胍已被证实是安全的，整个孕期坚持服药可预防早期流产和妊娠期糖尿病的发生。

2. 维生素 D

维生素 D 对生育能力的重要性在前期的文章中已详细介绍过，简而言之，维生素 D 与生殖激素（包括雄激素、雌激素及孕激素）的产生密切相关，维生素 D 缺乏可导致性激素水平异常，增加子宫内膜异位症、子宫肌瘤等风险。PCOS

患者的血清维生素D产物水平明显降低，补充维生素D可以纠正PCOS的高雄激素血症，改善患者生殖结局。对于男性患者，维生素D受体存在于睾丸组织及精子中，并影响精子质量，补充维生素D可以起到保护生殖功能的作用。

对于辅助药物的使用，均需要临床医生根据患者个体情况及化验检查结果综合评价后按病情用药，所以准妈妈们一定要遵医嘱按时按量使用。

四十四、取完卵后什么时候移植冻胚更好？

在促排卵和取卵后，一部分患者可能因为子宫内膜形态欠佳或血清激素水平过高等原因，无法进行新鲜胚胎移植，只能将胚胎全部冷冻。何时解冻这些胚胎进行移植才是最佳时机，在冷冻以后多久移植成功率最高，目前尚无定论。

于是有一些研究者开始探索，从取卵后（OPU）到冻融周期胚胎移植（FET）时间长短，是否会影响成功率？

他们的最新研究结果表明，全胚冷冻的患者，不论在取卵后第几个月经周期进行解冻胚胎移植，成功率均没有明显的差别。

研究者对512个患者的冷冻周期的结果进行了分析。其中，采用拮抗剂方案促排的周期有397个，长方案促排卵的周期有258个。移植冻融胚胎周期的子宫内膜准备有238个是通过口服雌激素，而274个是通过皮下注射雌激素进行的。取卵后第一个月经周期就进行解冻胚胎移植的共263个，在随后的其他月经周期进行移植的共249个。结果发现：在排

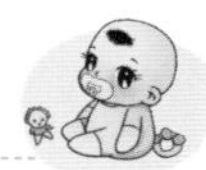

除了一些干扰因素后，取卵后第一个月经周期移植冻融胚胎和随后其他月经周期移植冻融胚胎相比，生化妊娠率（HCG阳性）、临床妊娠率（超声确认怀孕）、流产率都没有明显的差别。对活产率（分娩胎儿并存活）也没有明显的影响。而真正对活产率有影响的，主要是患者的年龄，40岁以上的患者比35～40岁低，35～40岁的患者较35岁以下者低。由于研究的样本量有限，还需要更大样本量的研究来验证结论的准确性，当然也要进一步排除其他潜在因素对结果的影响。

故而研究者得出结论，对于全胚胎冷冻的患者，在取卵后可不用等许多个月经周期后再进行冻融胚胎移植，而应该根据患者的具体情况，选择合适的移植时机。这样既不会影响胚胎移植的成功率，也不会浪费不必要的等待时间。

通常在取卵后第3个月经周期开始进行冻融周期胚胎移植的内膜准备，主要是考虑到促排卵和取卵毕竟不是自然的生理状态，通过2～3个月的调整，让身体恢复到最佳状态，以追求在“万事俱备”的条件下一举成功。

四十五、冷冻卵子，你知道多少？

冷冻卵子即取母体健康时的卵子进行冻存，阻止卵子随人体衰老，待母体想生育时将冷冻的卵子取出使用。

（一）冻卵要具备什么条件？

目前“冻卵”属于辅助生殖技术范畴。辅助生殖技术对于冷冻卵子具有严格规定，国内尚未批准为未婚女性或者有正常生育能力的夫妇冷冻保存多卵子或胚胎。出于对冷冻卵子安全性的考虑，国家卫生和计划生育委员会2013年出台的规定，只在下列两种情况下考虑冷冻卵子：一是有不孕病史及助孕指征的夫妇，在取卵日丈夫取精失败并不接受供精的特殊情况下；二是希望保留生育能力的癌症患者，在手术和化疗之前可先进行卵子冷冻。

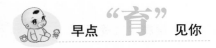

（二）冻卵的主要步骤是什么?

要冻卵，首先要取卵；要取卵，首先要促排卵。临床中通常是给女性注射促性腺激素，一个疗程在10天左右，在此期间，间断通过B超进行卵泡监测。当卵子发育到足够大时，在B超引导下，使用穿刺针经过阴道穿刺到卵巢内抽取卵泡液。然后将卵子分离出来，经过评估，将成熟卵子进行冷冻（图5-24）。冷冻卵子有慢速冷冻法和玻璃化冷冻法两种方式。当需要使用卵子时，专业技术人员将冷冻的卵子取

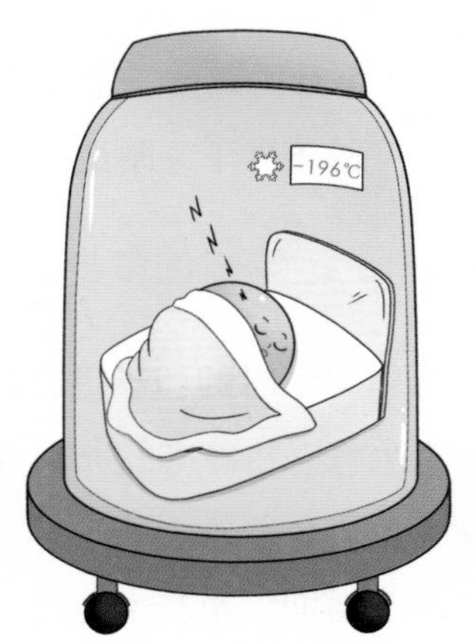

图5-24　冷冻卵子

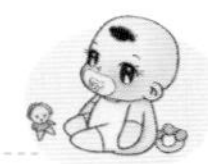

出使其复苏。将存活的卵子和男方的精子进行体外受精，培育成胚胎，随后选择发育正常的胚胎移植到女性子宫中。

（三）冻卵不是保育法宝

自 1986 年世界上首名慢速冷冻卵子宝宝诞生至今，全球已有百余个经“冻卵”复苏技术成功孕育的试管婴儿。这些孩子的未来健康状况如何，会不会受到“冷冻卵子”的潜在影响，目前尚无数据发表。如今，从明星到百姓，越来越多的年轻女性有了冷冻卵子的想法，想为自己的不育主义买好“后悔药”。其实随着年龄的增长，冷冻卵子虽然得以保存，试管受孕率仍会随着年龄增长而降低。而对于那些坚持不育主义的年轻女性，我们的建议是，怀孕生子不仅是女性自然生理过程，也是对社会的一种责任。终身不孕也会带来一些妇科疾病的产生，同样威胁女性健康。所以冷冻卵子不是保育法宝，把握有限时间，在合适的年龄怀孕分娩才是正路。

四十六、现在冷冻卵子的技术成熟吗？

自 1986 年世界首例冻融卵子儿出生，经过众多学者长期大量的努力，卵子冷冻技术逐渐发展，现阶段卵子冷冻成功率及妊娠率不断提高。2013 年，美国生殖医学会（ASRM）指出：成熟卵母细胞冷冻不再局限于实验阶段，可广泛应用于临床。卵子冷冻技术在一定程度上可以保存女性生育力，但需要注意的是生育力保存并不意味着时光封存，女性的生育能力完全暂停衰老，只是在一定程度上，帮助女性保存相对健康的卵子，实现未来生育的可能。

那么哪些女性可以冷冻卵母细胞呢？目前在我国国情下，这项技术主要的适用范围为：①具有不孕病史和助孕指征夫妇，在取卵日丈夫取精失败且不接受供精的特殊情况下；②希望保持生育能力的癌症患者，在手术和放化疗之前先行卵子冻存。这两类人群想要冷冻卵子的话，必须具备身份证和结婚证。某些单身女性期望将卵子冷冻保存，从而推迟结婚年龄，因为卫科教发［2001］143号发布的《人类辅助生殖技术规范》中规定“禁止给单身妇女实施人类辅助生殖技术”。这种需求目前无法实现。

卵子冷冻的方法主要分为慢速程序化冷冻和玻璃化冷冻。慢速程序化冷冻是在低浓度保护剂的保护及程序化冷冻仪控制下缓慢地程序性降温，是早期广泛使用的方法。玻璃化冷冻则是指利用高浓度冷冻保护剂将卵母细胞迅速降温，使得胞内液体直接转化为一种非晶体的玻璃样状态，最后置于液氮中保存。目前专家们比较倾向于用玻璃化冷冻技术替代慢速冷冻技术保存卵子。

目前世界上对于冻融卵子的临床应用争议依然很大。首先，关于卵子冷冻的伦理争议依然较多。一些人主张女性享有生育权，也应享有主动决定自己是否进行辅助生殖相关技术包括卵子冷冻这一技术的权利，但有些人则认为辅助生殖技术只能为医疗性因素服务，而反对将其服务于社会性因素。目前我国只支持医疗性原因的卵子冷冻，不支持单纯因为社会因素去冷冻卵子保存生育力的行为。

另外，虽然随着玻璃化冷冻技术的发展，冻融过程对于

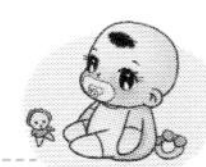

卵子的损伤已经大大降低，但目前各国关于冷冻卵子与新鲜卵子在受精率、移植率和妊娠率等方面差异的相关研究仍在继续。一部分研究认为玻璃化卵子冷冻技术与新鲜卵子在各方面的差异，无统计学意义。但更多的研究表明冻融后卵子的受精率、胚胎着床率及临床妊娠率明显低于新鲜卵子，部分原因可能是在冷冻过程中，减数分裂期纺锤体及染色体结构被破坏，透明带硬化等。因此临床上对于质量较好的卵母细胞，我们更倾向于优先选择新鲜卵子受精。

四十七、冷冻保存对卵子有什么影响?

成熟卵子是人体内最大的细胞，含大量胞质，脱水时间相对长，卵子表面积与体积的比率低，不利于细胞表面与内部均匀的降温或升温，水分进出卵子的速率较慢，成熟卵子处在减数分裂的中期，核膜已溶解，染色体被纺锤体牵连排列在细胞的赤道面，纺锤体易受影响而解聚，卵子的结构和细胞器对温度和理化因素改变极其敏感，冷冻损伤多不可逆。因此，卵子在冷冻解冻过程经历溶质效应、细胞内结冰、脱水、冷冻保护剂毒性、渗透压效应等过程，不可避免地会受到损伤。

（一）冷冻对透明带的影响

卵透明带是包绕在卵子外周的一层透明的非细胞结构，主要由酸性糖蛋白组成，卵透明带上含有精子受体蛋白，在精卵识别、诱发精子顶体反应等方面有重要作用。精子进入卵子后，透明带发生生化修饰，参与阻止多精受精。由于卵透明带是卵子暴露在溶液外环境的结构，冷冻保护剂毒性及冷冻解冻过程的化学和物理效应，直接作用于卵子的透明带，卵透明带结构和功能不可避免受到影响。透明带变硬，出现裂隙和破裂，透明带上精子受体蛋白空间结构改变都将影响到透明带作用的发挥。

（二）冷冻对减数分裂纺锤体的影响

减数分裂纺锤体是卵子内的动态性多元结构，主要由微管组成，成熟人卵处于第二次减数分裂中，纺锤体对受精后卵子完成减数分裂、染色体排列与分离，第二极体形成、参与原核靠近迁移等有着关键作用。纺锤体对温度变化极为敏感，低于正常体温 7℃即可引起纺锤体缩短、解聚、分离、多极纺锤体、纺锤体极性丧失。

（三）冷冻对卵膜的影响

卵膜控制着卵子内外物质转运，信息传递，维持卵子内环境相对稳定。在受精过程中，卵膜参与精卵相互作用。故此，卵膜结构和功能的完整性是卵子存活和发挥功能活动的基础。卵膜在冷冻解冻复温过程的损伤形式包括卵膜破裂、膜肿胀、卵膜上微绒毛改变、膜渗透性改变、膜脂蛋白变性等。

（四）冷冻对染色体的影响

成熟卵子内，23 对染色体被减数分裂纺锤体牵连排列在细胞的赤道面，冷冻卵子受精后，若减数分裂纺锤体受损，易出现染色单体正常分离受到抑制，导致产生染色体非整倍体合子，也可产生多倍体或原核形成异常。

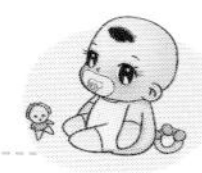

（五）冷冻对线粒体的影响

线粒体是卵子内重要的膜相细胞器，通过氧化磷酸化途径为卵子的功能活动提供能量。氧化磷酸化由线粒体内膜、嵴上分布的酶和辅酶完成。冷冻解冻过程可改变人卵线粒体的超微结构，使线粒体功能降低或缺陷，ATP 产生减少，卵子不能维持正常功能活动。

（六）冷冻对微丝的影响

微丝是卵内的纤维细丝，主要成分是聚合态的纤维状肌动蛋白，为动态具有极性结构，与微管共同构成细胞骨架，参与胞内多种运动如极体排出、原核迁移等，在胞质分裂中有重要作用，低温和冷冻保护剂可以使微丝数量减少、解聚、变短。

综上可知，卵子在冷冻解冻过程中不可避免受到损伤，人卵冷冻保存后的存活率、受精率、胚胎发育率尚低，各个技术环节仍需进一步试验和完善。

四十八、试管婴儿促排卵对女性的伤害大吗?

在做试管婴儿的过程中，都会用到各种各样的促排卵药物，很多患者对促排卵有所误解，认为促排出的卵泡是提前将很多卵子“预支”，从而会影响卵巢功能，甚至导致卵巢早衰。其实这种担忧是完全没有必要的，促排卵是通过激素调节避免非优势卵泡闭锁，并不具有将大量的卵子提前“预支”的作用，并不存在导致卵巢早衰的风险。

人的卵子虽然非常珍贵，但并不是每个卵子都是能发育成熟的幸运儿。在女性的青春期开始时，双侧卵巢中的原始卵泡约有4万个，而人的一生中只排400～500个卵。那么其他的卵泡去哪儿了呢？它们在发育的各个阶段相继闭锁了。在自然的月经周期中，每个月都会有多个卵子从卵巢储备池中被唤醒，继续减数分裂的过程。在黄体期或月经早期，在超声下可以观察到多个窦卵泡，不同的人因为卵巢储备功能不同，窦卵泡数量从几个到几十个不等。但人作为单胎动物，每个月只有一个卵泡发育成熟，也就是优势卵泡，而其他的非优势卵泡无奈“陪跑”，无缘生长到成熟阶段就牺牲了。直到科学家们发现了卵泡发育受生殖激素调节的机制，可以通过调节激素水平，让本来将要闭锁的卵泡也发育起来，这样就增多了单次取卵的数量，减少了患者反复多次取卵的痛苦。所以并没有所谓的“开源”，而是“节流”的作用让多个卵泡发育起来。

那么激素治疗会增加妇科肿瘤的风险吗？这个大家也大可不必担心，大样本临床试验以及基础研究并没有提示试管婴儿助孕治疗用药有提高乳腺癌、子宫内膜癌等肿瘤的发病风险。

对于有多囊卵巢病史，促排卵过程中卵泡数目大于15～20个，雌激素水平高于5 000pg/ml的患者，要注意卵巢过度刺激综合征（OHSS）的风险。轻度的OHSS患者只要休息，补充水和蛋白质就可恢复。重度的OHSS患者会有胸、腹腔积液等并发症的出现以及血栓形成的风险，要及时就诊，向医生反映不适症状，给予对症治疗。

总之，试管婴儿助孕技术并不会给女性卵巢功能带来伤

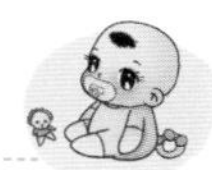

害，也不会增加其他器官的患病风险。接受此项技术的患者要调整好自己的心情，避免过度的紧张和焦虑，为促排周期做好准备。

四十九、试管婴儿取卵对女性会有什么影响吗？

在经过了试管婴儿降调节和促排卵阶段后，终于迎来了打“夜针”取卵。此刻接受试管婴儿助孕治疗的女性们心情激动而又紧张，有多种担心：取卵痛不痛？这个手术会不会有严重情况发生？对自己有什么影响？

目前的取卵术通常是在注射人绒毛膜促性腺激素或促性腺激素释放激素激动剂 36 小时后进行，是在经阴道 B 超探头引导下，穿刺针进入卵泡取出卵子的手术过程（图 5-25）。时间通常不超过 30 分钟。取卵术可以在静脉麻醉下进行。

与许多妇产科手术相比，经阴道超声穿刺取卵术算是“小

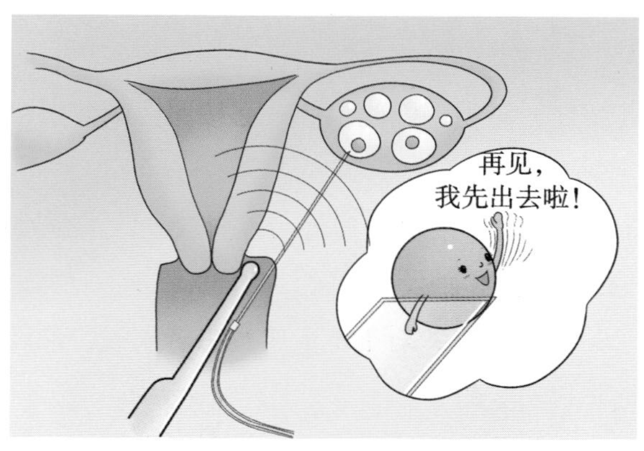

图 5-25　超声引导下卵巢卵泡穿刺术

手术”，但即使是“小手术”，也有手术并发症，如出血、损伤或感染等。

（一）出血

取卵时穿刺针经过阴道壁进入卵巢，还有可能经过子宫、盆腔静脉丛、膀胱和其他盆腔脏器，从而导致阴道出血和腹盆腔内出血。少量出血没有不良影响。当腹盆腔内出血较多时，会出现下腹坠痛、恶心、呕吐、头晕等症状，严重者引起休克。

（二）损伤

不孕症的女性常合并子宫内膜异位症，盆腔粘连相对较多，或既往手术史引起盆腔脏器粘连或盆腔脏器位置改变，穿刺可引起膀胱、子宫等脏器损伤，轻度损伤影响不大，严重损伤极少见，有见输尿管阴道瘘等的报道。

（三）感染

感染可能与盆腔粘连、慢性盆腔炎复发以及直接的结肠损伤有关，严重者可发生盆腔脓肿，表现为发热和腹痛，阴道异味或脓性分泌物，因此术后务必按照医嘱要求口服抗生素预防感染。

以上取卵术的并发症发生率是很低的，据目前一些研究报道，阴道出血发生率约为 0.5%，感染的发生率为 0.03% ~ 0.6%，所以，对于绝大多数患者来说，取卵术损伤很小，是非常安全的。

此外，取卵若在静脉麻醉下进行，手术是无痛感的，还能降低接受治疗的女性们焦虑、恐惧等不安情绪，使取卵更

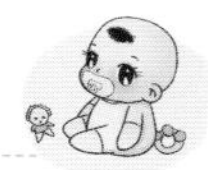

为容易。麻醉取卵后意识很快恢复，少数人会出现轻微眩晕、恶心呕吐症状，休息片刻均缓解；当然，麻醉也有严重并发症，比如误吸导致窒息，这种并发症发生率也是极低的，大家一定按照麻醉要求禁食，做好术前准备。

总之，取卵手术对绝大多数进行试管婴儿助孕治疗女性们是安全的，创伤很小，仅对个别女性有一些影响。治疗的朋友们务必放下你们的“紧张焦虑担心”，尽量放松，以取得好的卵子，这样离试管婴儿的成功又更近了一步。

五十、卵巢过度刺激综合征是怎么回事?

（一）什么是卵巢过度刺激综合征?

卵巢过度刺激综合征（OHSS）为一种辅助生殖技术中使用促排卵药物后所发生的医源性疾病。大多数 OHSS 可自愈，无须特殊治疗，但要严密监测病情变化。也有部分患者会发展为重度 OHSS，出现一系列并发症如血栓形成、肾功能不全 / 衰竭、急性呼吸窘迫综合征、休克甚至死亡，怀孕合并 OHSS 可能会导致先兆子痫（以血压升高为主要特点的产科疾病）和早产的风险增加，严重的 OHSS 患者需要住院治疗。

（二）OHSS 的危险因素

OHSS 的高危因素包括：年龄＜ 35 岁，身体瘦弱，有 OHSS 病史，多囊卵巢综合征（PCOS），取卵日卵泡＞ 20 个，雌二醇 E2 ＞ 3 000pg/ml，怀孕尤其是双胎怀孕。

（三）OHSS 的临床表现

OHSS 有两个高发时段，根据症状出现的时间不同，可分为早发型 OHSS 和晚发型 OHSS。早发型 OHSS 是症状在人绒毛膜促性腺激素（HCG）注射 3 ～ 9 天出现，如无怀孕，症状逐渐缓解，如怀孕则病情加重；晚发型 OHSS 多在 HCG 药物注射 10 ～ 17 天出现，与怀孕尤其是多胎妊娠率有关。晚期 OHSS 往往要比早期 OHSS 更严重。典型的症状为在促排卵药物注射后出现腹胀腹痛和腹部不适，还常常伴有其他症状，如恶心呕吐、腹围增加、胸闷憋气、尿量减少、下肢肿胀、外阴肿胀等。如果出现腹痛突然加重，需警惕卵巢蒂扭转的可能。

（四）OHSS 的治疗

如在促排卵后或怀孕早期出现上述症状，需及时到医院就诊。首先需要完善一些基本检查评估病情，如血常规、凝血功能、生化全项、D- 二聚体、腹部胸部超声等。一般治疗包括避免剧烈运动，避免发生卵巢蒂扭转，但也不能长期卧床，否则容易发生血栓；高蛋白饮食，如蛋白粉、鸡蛋、牛奶等蛋白含量高的食物；保证饮食摄入量，一些患者会因为腹胀腹痛而不吃东西，这是万万不可的，要多吃多饮，多排尿，避免血栓形成。其他特殊治疗需听从医生医嘱。严重的 OHSS 需要住院治疗。

（五）临床如何预防 OHSS

①医生应根据患者对药物的反应，谨慎使用促排卵药物及黄体支持药物，并及时调整药物剂量；②单个胚胎移植；

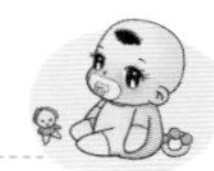

③未成熟卵体外成熟培养（IVM），即将卵巢中不成熟卵母细胞取出，在体外培养，成熟后应用ICSI技术使之受精；④暂不进行胚胎移植，先将胚胎冷冻，待身体恢复后再移植胚胎。

总之，OHSS是辅助生殖技术中比较严重的并发症，早期识别、预防、评估和合理治疗非常重要。

五十一、助孕治疗会使肿瘤发生率增加吗？

很多不孕女性都很担心通过辅助生殖技术治疗会增加女性患肿瘤的风险，下面分享一篇相关内容的综述，解答大家心中的疑惑。

（一）乳腺癌

有9项相关研究评估了不孕症或促排药物与乳腺癌的潜在关系，其中7项研究结果显示不孕症或促排卵药物与乳腺癌的发生没有显著的关系。有1项研究结果提示不孕症女性患乳腺癌的风险是下降的。另一项研究的结果则提示接受辅生殖技术治疗的不孕女性有更高的患乳腺癌的风险，一个关键的因素是，在未生育的女性中乳腺癌风险本来就相对高。

（二）卵巢癌

卵巢癌与不孕症之间的关系也是有争议的。但是一部分特殊人群确实存在更高的患乳腺癌的风险，包括不明原因不孕的女性、多囊卵巢综合征（PCOS）和子宫内膜异位症女性等。通过卵巢癌相关的咨询和检查，可以帮助这部分女性尽早发现卵巢肿瘤并治疗。

（三）子宫内膜癌

研究发现，特定的人群如不明原因的不孕和年轻时即诊断PCOS的女性，其子宫内膜癌的风险明显增加。5项研究中，只有一项研究结果显示接受助孕治疗的不孕女性患子宫内膜癌的风险，比没有接受助孕治疗的不孕女性更低，然而这种差异并不明显。

子宫内膜癌的发生与PCOS似乎有紧密的关系。PCOS患者排卵常不规律，子宫内膜长期在雌激素的作用下增殖，而缺乏孕激素将其转化，故发生子宫内膜异常增生的风险增加，进而发展为子宫内膜癌。

由此可见，并不一定是辅助生殖技术导致不孕女性患肿瘤的风险增加，不孕症本身或不能生育导致这些肿瘤发生率增加的可能性更大。

最后，建议不孕女性，特别是PCOS、子宫内膜异位症患者及不明原因不孕的女性，定期查体，警惕肿瘤的发生。

五十二、人工授精和试管婴儿有啥区别?

自然受孕过程，男方精液排到女方阴道后，精子经过阴道酸性环境、免疫细胞、宫颈黏液层层筛选后，少部分进入子宫腔，之后在输卵管中穿行，达输卵管壶腹部与经卵巢排出、输卵管伞部拾起的卵子相遇、结合成受精卵，受精卵再经过输卵管移向宫腔、完成胚胎着床。

人工授精，最常采用的是宫腔内人工授精（IUI），将男方精液经过处理，去除精浆中杂质、免疫细胞等，提高活

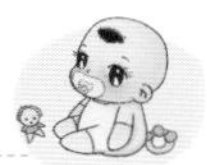

动率高精子的密度，在女性排卵期注入其宫腔内。其避免了精子在阴道、宫颈处的损耗。夫精人工授精（AIH）适用于：男方轻度少、弱精子症，或精液液化异常；男方性功能障碍；宫颈因素导致的不孕；免疫性不孕；或其他不明原因不孕。供精人工授精（AID）主要适用于男方无精子症或男方患有严重的遗传缺陷或遗传疾病。但采用人工授精的前提是：女方至少有一侧输卵管通畅，在自然周期或简单促排卵药物治疗后有优势卵泡发育。其单周期成功率为 10% ~ 20%，接近于自然受孕，每周期花费 1 000 ~ 2 000 元。

试管婴儿，即体外受精 – 胚胎移植（IVF-ET），将男方精液经过更精细的处理，去除精浆，筛选出高活力的精子，与取出的卵子在体外培养皿内完成受精，发育成卵裂期胚胎或囊胚，再移植到女性子宫腔内。女方卵子通常经过控制性超促排卵，即先使用药物抑制体内垂体分泌促性腺激素，再给予外源性促排卵药物，刺激卵泡增长、成熟，从而可以一个周期获得多个卵子、形成多个胚胎，增加成本效益。主要适用于：输卵管梗阻、积液、通而不畅；严重子宫内膜异位症、子宫腺肌症；多囊卵巢综合征、排卵障碍；反复促排卵失败；男方严重少、弱、畸精子症或无精子症；或其他不明原因不孕。其单周期成功率为 40% ~ 50%，每周期花费 2 万 ~ 3 万元。

综上可以得出，人工授精、试管婴儿适用人群、操作方法、成功率、花费等多方面都存在差异，而采用哪种方法助孕需经专业医生评估夫妻双方情况后，根据具体情况制订方案，所以，遵医嘱能够获得最优结局。

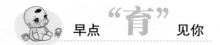

五十三、试管婴儿技术代数越高越好吗?

很多患者在选择试管婴儿技术时会感到迷茫，以为代数越高越好。其实，每一代试管婴儿技术分别都有各自的适应证，不同的情况必须选择不同的技术，并不是和手机一样代数越高越好。今天我们就给大家介绍一下，这几种试管婴儿技术的区别吧。

第一代试管婴儿技术又称做“体外受精–胚胎移植”（IVF-ET），是最早出现的试管婴儿技术（图 5-26）。本质上是把卵子和精子分别取出来，放在培养液里让它们自然受精，形成胚胎后再进行移植。如果女方有排卵障碍、输卵管梗阻或粘连、子宫内膜异位、卵巢储备低下、不明原因不孕；男方有轻度少弱精子症、双方因素不孕等，都可以选择第一代试管婴儿。

但是，把精子放入含有卵子的液滴内中，有时候发现它

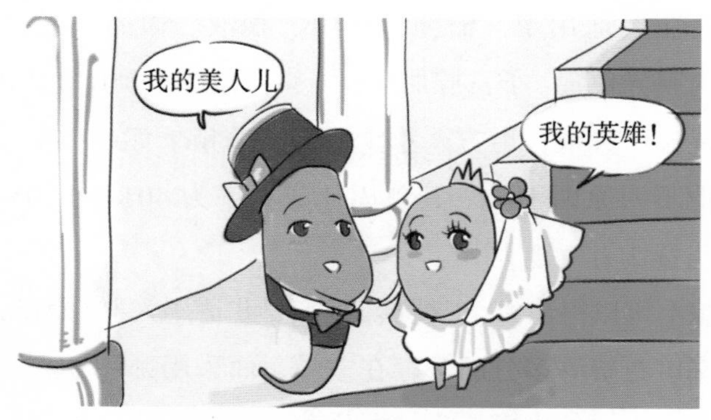

图 5-26　体外受精–胚胎移植

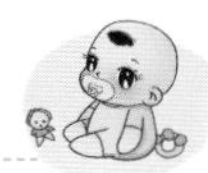

们并不能正常“相爱结合”，该怎么办呢？这就需要用到第二代试管婴儿技术了，也叫卵胞浆内单精子显微注射（ICSI），也就是把单个精子注射到卵子中，人为帮助它们受精。它主要针对男性严重的少弱精子症、不可逆的梗阻性无精子症或需行植入前胚胎遗传学检测等情况采取的措施。

对于一些能够自然怀孕的夫妇，但存在不利于优生优育的因素，如年龄较大、出现过多次胚胎停育或自然流产的情况、携带异常染色体、存在遗传病风险，那么遗传学专家会建议他们考虑第三代试管婴儿辅助技术来进行治疗。

这项技术又称为胚胎植入前遗传学检测（PGT）。就是从胚胎的多个细胞中取出一个或者多个细胞，进行染色体或者基因的检测，摒弃掉携带异常染色体或基因的胚胎，移植正常的胚胎，让患者获得一个健康的宝宝。

所以，一代、二代、三代试管技术都是按需选择，每一代试管婴儿技术都有它所针对的适应证和治疗范围，并不是数字越大越好。

五十四、女性闭经、绝经后还可以做第三代试管婴儿吗？

女性绝经，说明卵巢功能衰竭，卵巢内已经没有可以利用的卵子，故而不能做试管婴儿助孕治疗了。做试管婴儿治疗的前提是女性卵巢能通过促排卵或自然周期取卵得到成熟卵子，用于与精子受精，发育成胚胎。而女性绝经后，卵巢处于静止状态，即使用药，也无法再长出卵泡，所以无法得到卵子。

第三代试管婴儿指的是胚胎植入前遗传学检测（PGT），包括胚胎植入前遗传学诊断（PGD）和胚胎植入前遗传学筛查（PGS）。主要适应证是高龄、反复胚胎停育或自然流产、夫妻一方携带异常染色体或异常基因，存在遗传风险。这项技术检测的细胞多来源于囊胚的外滋养层细胞（将来发育成胎盘的细胞；还有一部分细胞是内细胞团，将来发育成胎儿），也就是说，PGT 治疗的患者通常要将所有胚胎培养至囊胚阶段，再从中选择可以用来移植的囊胚进行染色体或基因检测。这个过程是胚胎优胜劣汰的过程，对高育龄女性（卵子数量相对少、卵子质量相对差）来说其实存在养囊失败、全军覆没的风险。此外，该项技术诊断的准确性并不是 100%。比如，当滋养层细胞与内细胞团细胞的染色体或基因不一样时，结果可能就不准了。是否应该做第三代试管婴儿治疗还需要咨询遗传学专家。这项技术并不是想做就做的，试管婴儿技术也不是代数越高越好。

五十五、女性做试管婴儿促排卵，会提前进入更年期吗?

答案是不会。每个女性在出生时都有大约 200 万个始基卵泡，在儿童期大多数的始基卵泡逐渐退化，到了青春期，两侧卵巢一共会剩 20 万 ~ 40 万个始基卵泡，而女性一生中只有 400 ~ 500 个卵泡能最终发育成熟，其余的卵泡最终都会闭锁。在女性前一月经周期的黄体晚期和本次月经周期的卵泡早期，双侧卵巢内各会有一组窦卵泡（3 ~ 11 个）在卵

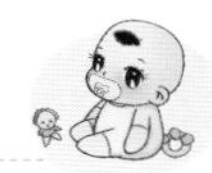

泡刺激素（FSH）的作用下一起进入生长发育轨道，其他卵泡将会闭锁，这一过程称为募集，每个女性卵巢功能不同，募集到的卵泡数也是不同的。募集后卵泡的生长主要依赖促性腺激素，尤其是FSH，只有FSH水平达到或超过一定阈值时，卵泡才能继续生长。自然周期中，在月经周期的第5 ~ 7天，对FSH阈值最低的一个卵泡，也就是说对FSH最敏感的一个卵泡将优先发育成优势卵泡，而其他卵泡由于对FSH的敏感度低，将逐渐闭锁。一个周期募集到的卵泡可以有多个，但一般最终只有一个卵泡，偶尔可以见到两个卵泡发育成熟并排卵，这个卵泡就是我们常说的优势卵泡（图5-27）。

自然周期
一个长大，其他闭锁

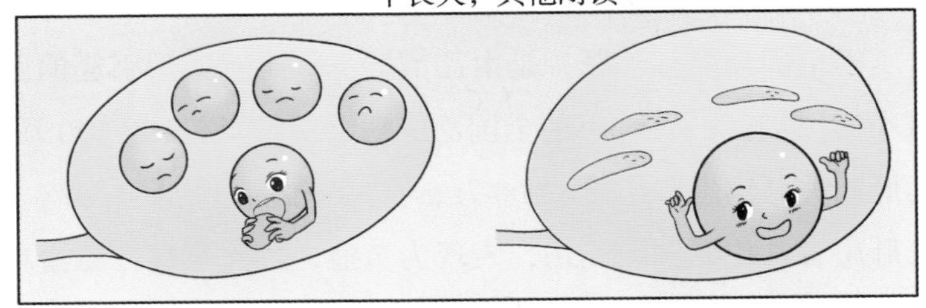

促排周期
让闭锁的也长大

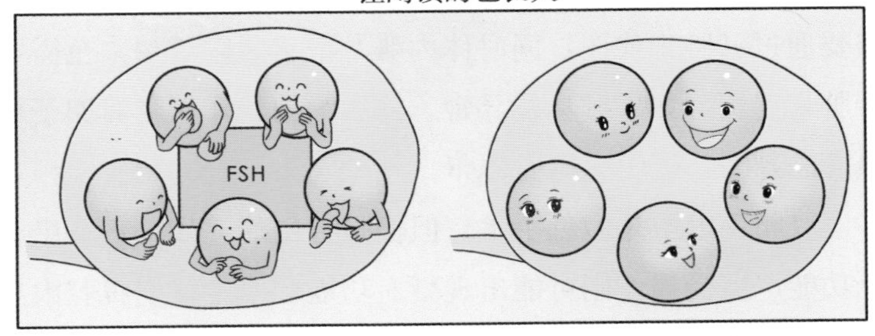

图5-27　自然周期卵泡生长与促排卵后卵泡生长

而在促排卵周期中，医生会在出现优势卵泡前，一般是在月经的第 2 ~ 4 天开始应用促排卵药物，最常见的是外源性的促卵泡素（FSH），来促使本来将要闭锁的卵泡生长，但本周期没有募集到的始基卵泡仍会处于静止状态，不会受到影响。因此，促排卵不会将卵巢中库存的卵泡提前耗竭，而是属于"废物利用"，使原本会闭锁的卵泡都可以一起发育成熟，尽可能一个周期获得多个成熟卵子，以获得尽可能多的优质胚胎。

五十六、乙肝患者可以做试管婴儿助孕治疗吗？

乙肝患者可以做试管婴儿治疗，但是前提是肝功能正常，乙肝病毒滴度控制在正常水平。

乙型肝炎简称乙肝，是由乙型肝炎病毒感染后引起的肝脏炎症，具有传染性。目前全国乙肝病毒携带者超过 9 600 万，乙肝相关肝病患者超过 3 000 万，孕妇携带者占 5% ~ 10%。乙肝患者常伴肝功能损伤，表现为黄疸、肝酶升高、凝血功能障碍、白蛋白水平下降等，严重时可出现腹水和肝性脑病。

试管婴儿促排卵治疗，需要使用大量促排卵药物，这都需要通过肝脏来代谢。同时体内雌孕激素急剧增加，也需要肝脏来代谢。如果肝功能异常，将影响药物作用和对卵子成熟度的判断，进而影响促排卵。

取卵手术虽是微创手术，但仍是有创的。如果乙肝患者肝功能严重受损，则可能出现凝血功能异常，发生腹腔内出血的风险将大大增加；术中药物代谢异常，将加重肝脏负担，

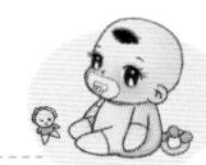

出现代谢毒性物质堆积，损伤其他脏器。将病毒滴度控制在正常水平，保护肝功能，同时也将大大降低乙肝的传染性。这是对患者本人的保护，也是对医生和其他患者的保护。

另外，母婴传播是我国慢性乙肝感染的主要原因。孕产妇将病毒滴度控制正常，可以减少新生儿感染乙肝的风险。当然，现在也有很多手段进行母婴阻断，比如新生儿 12 小时内注射乙型肝炎免疫球蛋白，24 小时内接种第一针乙肝疫苗。新生儿正规预防后，不管孕妇乙肝表面抗原（HBsAg）阴性还是阳性，均可行母乳喂养。乙肝病毒表面抗原阳性的男性，其精液不会引起胎儿感染乙肝病毒。

许多进行试管婴儿治疗的乙肝患者，只要肝功能正常，乙肝病毒滴度在正常水平，并经传染病专科医院的医生证明乙肝病情控制良好，无治疗禁忌证，便可在生殖中心进行试管婴儿治疗。

五十七、实施试管婴儿助孕为什么也会有宫外孕的情况发生?

异位妊娠，也就是宫外孕，是指胚胎在除子宫宫腔以外的部位着床。常见的异位妊娠是输卵管妊娠，除此之外还有腹腔妊娠，脾妊娠和宫角妊娠等。宫外孕是妇产科非常凶险的疾病，一旦妊娠部位的血管破裂出血，会导致失血性休克，危及患者生命。大家可能会有疑问，做试管婴儿的时候，医生在超声监测下把胚胎妥妥地放入了宫腔，是不是就不会发生宫外孕了呢？答案是否定的，试管婴儿也会有宫外孕发生，这是为什么呢?

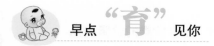

首先，胚胎在宫腔内并不老实，它会随意游走，一方面是为了寻找肥沃的土壤，另一方面是受到了宫腔或输卵管内一些化学因子的诱导作用，目前对此还未研究清楚。所以胚胎最终在哪儿安家并不能提前预知，即使把它放在宫腔里，也不能完全避免异位妊娠的风险（图 5-28）。

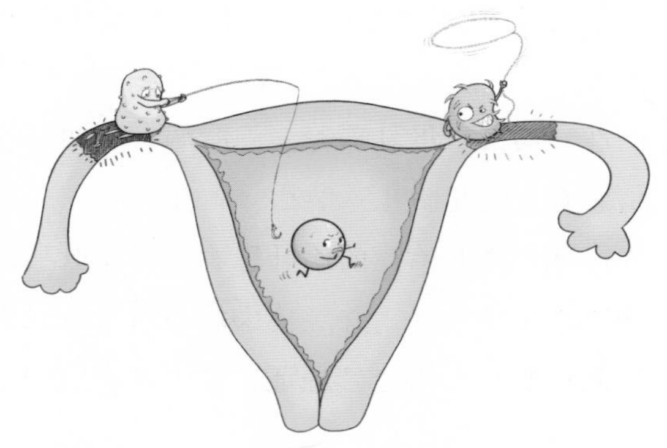

图 5-28　宫外孕的原因

其次，输卵管性不孕是宫外孕高发的一个重要因素。如果输卵管有炎症导致输卵管梗阻或周围粘连的话，炎性因子会诱导胚胎游走，吸引胚胎向炎性因子移动。有时胚胎走到了输卵管正好是囊胚着床期，就不幸在输卵管驻扎下来，形成了宫外孕。有的时候甚至从输卵管走到了腹腔里，生根发芽形成了腹腔妊娠，当然这样的妊娠都不能持久。

所以，在胚胎移植后要按时监测患者血 HCG 的含量的变化，在有腹痛、阴道出血的症状发生时，及时就诊，排除宫外孕的情况。一旦确诊，则要及时行手术治疗。在试管婴

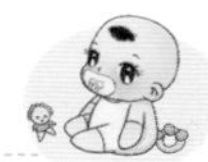

儿助孕治疗前也可提前结扎或切除有病变的输卵管，以防止异位妊娠的发生。

五十八、试管婴儿可以做性别筛选吗？

常言说，女儿是小棉袄，儿子是皮夹克。广大准父母既想有保暖的小棉袄，又想有拉风的皮夹克，所谓一男一女凑成一个“好”字。那么，试管婴儿可以做性别筛选吗？

第三代试管婴儿助孕技术又称“设计婴儿”技术。虽然三代试管婴儿助孕技术都离不开人工授精技术，但与第一、第二代试管婴儿不同，“设计婴儿”是对众多的胚胎进行基因筛选，作为一项最先进的医疗新技术在更广阔的领域为人类造福。第三代试管婴儿操作过程中，医生要抽取胚胎内壁的细胞做检测。

我国相关法律明确规定，严格禁止进行没有医学指征的性别选择，人为的性别选择容易造成人口性别比例失衡。在实际生活中，因医学指征进行性别选择的人只占极少数。目前，某些常见遗传病在社会人群中发病率已达到30%的比率，但是移植前诊断技术（preimplantation genetic diagnosis，PGD）所能筛选的遗传致病基因还十分有限，常见多基因遗传疾病，如糖尿病、高血压等尚无法鉴别。在性连锁遗传病中，有一些不会严重影响患者生活的病种，例如红绿色盲症，是不需通过PGD技术来进行选择的。目前，“设计婴儿”技术针对的主要病症为X性连锁隐性遗传疾病，如血友病等，并且需要选择的性别目标为女性。

实际生活中，很多想通过做第三代试管婴儿选择子女性别的患者都是年龄偏大，或想生二胎的家庭。这个时候夫妻双方的年龄大多都超优生优育的年龄，那么问题就来了，不管第几代试管技术，都有一个共同点，夫妻双方年龄越大，胚胎质量越差，试管婴儿的成功率越小。很多国外试管婴儿专科医院做性别鉴定时要求一定要“养囊”，就是我们平时所说的囊胚。养囊是世界技术难关，并非所有的胚胎都能在体外环境下发育成为更好分化潜能的囊胚，很多情况下胚胎种植在宫腔内能很好的发育，而在体外培养就会碎掉，毕竟体外环境不能完全模拟体内宫腔情况，所以一定要慎重决定是不是要养囊，这个关系到整个试管婴儿的成功率。

所以，在我国，试管婴儿是不能选择性别的。无论男孩女孩，都是美丽可爱的小天使，让您的人生的经历更加丰富多彩。

五十九、试管婴儿助孕对女性有没有年龄限制?

随着年龄的增长，人类各个系统将不可避免出现衰老，生殖系统自然也是如此，尤其是女性的生殖系统。相关资料显示女性不孕的概率: 20 ~ 24 岁约 5.7%, 25 ~ 29 岁约 9.3%，30 ~ 34 岁约 15.5%，35 ~ 39 岁约 29.6%，40 ~ 44 岁约 63.5%，44 岁以后 87% 的妇女患不孕症。

通常来说，23 ~ 30 岁是女性生育能力的黄金时段，超出这个年龄后，女性的生育能力开始下降，尤其在 35 岁之后，女性的卵母细胞质量与数量显著下降，卵巢储备功能、胚胎

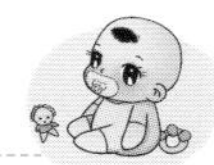

着床率及临床妊娠率均出现降低；而遗传异常胚胎和胎儿发生率及流产率等升高。

因此，高龄人群中优生优育问题就更加的显著，许多高龄的女性会寻求辅助生殖技术的帮助。然而获得高质量的卵母细胞是辅助生殖技术成功的基本保证，因此年龄也对辅助生殖技术结局存在很大的影响。

（一）卵巢储备能力与年龄

卵巢储备指卵巢组织中存在的原始卵泡数量，是衡量女性生育能力的一个重要指标，随着年龄的增长，剩余的卵子数量会越来越少，卵巢储备也会越来越少。另外，卵巢反应性是指卵巢内卵泡对内或外源性激素水平改变的应答能力，是保证卵子发育、成熟、排卵和进行试管婴儿助孕治疗时获得足够卵子数目和高质量卵子的前提条件。临床观察结果表明，卵巢储备能力和卵巢反应性均与年龄高度相关，即随着年龄的增长，卵巢储备能力及卵巢反应性均逐渐下降。

（二）子宫内环境与年龄

子宫内环境的稳定是促进胚胎发育的必要条件，包括子宫内膜容受性、子宫腔正常形态和适当的子宫张力。子宫内膜容受性主要受子宫内膜的厚度、组织结构及血流影响。随年龄增加，子宫内膜在形态和功能上均发生一系列改变，包括胶原含量增加、内膜细胞中雌、孕激素受体减少、发生蜕膜化的内膜容积和子宫血流量减少等。而这一系列的改变都给胚胎着床、发育造成了极大的困难。

（三）胚胎质量与年龄

女性的生殖器官一出生就意味着逐渐走向衰老，20 岁左右的年轻妇女排出的卵母细胞仅有 2% ~ 3% 发生染色体异常，而到了 40 岁时，这种风险增至 30% ~ 35%。年龄增加了卵母细胞第一次和第二次减数分裂发生错误的概率。卵子质量的下降和染色体异常的增加表现为种植前胚胎的发育迟缓与停滞，出现智力低下或胎儿畸形可能性增加，孕中期流产率明显增高。

所以说，年龄对女性的生育能力影响非常大，无论是自然受孕还是试管婴儿，选择最佳年龄进行生育是最科学的。不能盲目地以为无论年龄大小，试管婴儿都可以成功，国内外大样本统计数据表明，45 岁以上做试管的活产率极低，一般不超过 2%，所以很多生殖中心对 45 岁以上的患者就不再采用试管婴儿助孕技术了。

从另一方面来说，高龄产妇孕期发生妊娠期高血压疾病、妊娠期糖尿病的概率都大大增加，难产、早产的风险也增加，从后代角度来说，出现先天性疾病、遗传性疾病、自闭症等的概率也会有所增加。因此适龄生育也最有利于女性自身的身体恢复和实现优生优育。

由此可见，试管婴儿并不是多大年龄都可以做的。在合适的年龄进行试管婴儿的治疗，不仅移植的成功率较高，而且可以减少孕期并发症，获得更加健康的后代。

参考文献

[1] Silber S J, Kato K, Aoyama N, et al. Intrinsic fertility of human oocytes[J]. Fertility & Sterility, 2017, 107(5) : 1232-1237.

[2] Broughton DE, Moley KH. Obesity and female infertility: potential mediators of obesity's impact[J]. Fertility & Sterility, 2017, 107(4) : 840-847.

[3] Comstock IA, Diaz-Gimeno P, Ruiz-Alonso M, et al. Does an Increased Body Mass Index Affect Endometrial Receptivity in Infertile Patients? A Functional Genomics Analysis[J]. Fertility & Sterility, 2015, 103(2) : 740-748.

[4] Homan GF, Davies M, Norman R. The impact of lifestyle factors on reproductive performance in the general population and those undergoing infertility treatment: a review[J]. Human Reproduction Update, 2007, 13(3) : 209-223.

[5] Radin RG, Hatch EE, Rothman KJ, et al. Active and passive smoking and fecundability in Danish pregnancy planners[J]. Fertility & Sterility, 2014, 102(1) : 183-191.

[6] Hanson B, Johnstone E, Dorais J, et al. Female infertility, infertility-associated diagnoses, and comorbidities: a review[J]. Journal of Assisted Reproduction & Genetics, 2016, 34(2) : 1-11.

[7] Jayakrishnan K, Vandana M, Divya N. Submucous fibroids and infertility: Effect of hysteroscopic myomectomy and factors influencing outcome[J]. Journal of Human Reproductive Sciences, 2013, 6(1) : 35-39.

[8] Fernandez H, Sefrioui O, Virelizier C, et al. Hysteroscopic resection of submucosal myomas in patients with infertility[J]. Human Reproduction,

2001, 16(7) : 1489-1492.

[9] Leon Speroff, Robert H G, Nathan G K. 临床妇科内分泌学与不孕 [M]. 李继俊 , 译 . 济南 : 山东科学技术出版社 , 2003.

[10] Jeanes YM, Reeves S. Metabolic consequences of obesity and insulin resistance in polycystic ovary syndrome: diagnostic and methodological challenges[J]. Nutrition Research Reviews, 2017, 30(1) : 97-105.

[11] 王艳华 , 吴琳 , 李墨林 . TVS 卵泡监测序贯尿 LH 试纸预测排卵在计划妊娠中的指导意义 [J]. 中国妇幼保健 , 2011, 26(13) : 2010-2013.

[12] Barbuscia A, Mills MC. Cognitive development in children up to age 11 years born after ART-a longitudinal cohort study[J]. Human Reproduction, 2017, 32(7) : 1482-1488.

[13] Sesh Kamal S, Vivian R, Nick RF, et al. Association between the number of eggs and live birth in IVF treatment: an analysis of 400 135 treatment cycles[J]. Human Reproduction, 2011, 26(7) : 1768-1774.

[14] Polyzos NP, Panagiotis D, Jose P, et al. Cumulative live birth rates according to the number of oocytes retrieved after the first ovarian stimulation for in?vitro fertilization/intracytoplasmic sperm injection: a multicenter multinational analysis including ~ 15 000 women[J]. Fertility and Sterility, 2018, 110(4) : 661-670.

[15] Steward RG, Lan L, Shah AA, et al. Oocyte number as a predictor for ovarian hyperstimulation syndrome and live birth: an analysis of 256 381 invitro fertilization cycles[J]. Fertility & Sterility, 2014, 101(4) : 967-973.

[16] Dai J, Leng LZ, Lu CF, et al. Time-lapse observation and transcriptome analysis of a case with repeated multiple pronuclei after IVF/ICSI[J]. J Assist Reprod Genet, 2017, 34(1) : 1-9.

[17] Rosenbusch BE. A preliminary concept, deduced from cytogenetic analyses, for explaining different types of multipronuclear oocytes obtained after intracytoplasmic sperm injection[J]. Fertility & Sterility, 2010, 94(6) : 2479-2481.

[18] Rawe VY, Kopelman S, Nodar FN, et al. Pronuclear Abnormalities and Cytoskeletal Organization During Assisted Fertilization in a Patient with Multifollicular Ovarian Response[J]. J Assist Reprod Genet, 2002, 19(3) : 152-157.

[19] Rosenbusch BE. Selective microsurgical removal of a pronucleus from tripronuclear human oocytes to restore diploidy: disregarded but valuable?[J]. Fertility & Sterility, 2009, 92(3) : 897-903.

[20] Li M, Lin S, Chen Y, et al. Value of transferring embryos that show no evidence of fertilization at the time of fertilization assessment[J]. Fertility & Sterility, 2015, 104(3) : 607-611.

[21] Craciunas L, Tsampras N. Bed rest following embryo transfer might negatively affect the outcome of IVF/ICSI: a systematic review and meta-analysis[J]. Human Fertility, 2016, 19(1) : 1-7.

[22] 中华医学会 . 男科疾病诊治系列男性不育症诊疗指南 , 2013.

[23] 中华医学会妇产科学分会产科学组 . 乙型肝炎病毒母婴传播预防临床指南 [J]. 中华妇产科杂志 , 2013, 48(2) : 151-154.